Me

made
Incredibly
Quick!®

Second Edition

Clinical Editors
Nicole M. Heimgartner, DNP, RN, COI
Cherie R. Rebar, PhD, MBA, RN, COI
Carolyn J. Gersch, PhD, RN, CNE

Waterproof and Washable
*Write on the pages with a ballpoint pen.
Remove old information with an
alcohol wipe and reuse!*

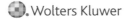

. Wolters Kluwer

Philadelphia · Baltimore · New York · London
Buenos Aires · Hong Kong · Sydney · Tokyo

Acquisitions Editor: Nicole Dernoski
Development Editor: Maria McAvey
Editorial Coordinator: Ashley Pfeiffer
Production Project Manager: Kim Cox
Design Coordinator: Elaine Kasmer
Manufacturing Coordinator: Kathleen Brown
Marketing Manager: Linda Wetmore
Prepress Vendor: SPi Global

Translators
Armando Anthony Robles
Néstor Zumaya

Second Edition

RRS1907

Basics
Alphabet, pronunciation, grammar, greetings, simple words, days and dates, colors, numbers, time, opposites, measurements, health care personnel, clothing, relatives, location, food

Assessment
Cardiovascular; respiratory; neurologic; GI; musculoskeletal; reproductive; urinary; immune and endocrine; skin, hair, and nails; eyes, ears, mouth, and throat; pain; sexual and physical assault; geriatric; prenatal

Procedures
Test preparation; physical examination; diagnostic tests; cardiovascular, respiratory, GI, musculoskeletal, and renal procedures; I.V. therapy

Medication
Therapeutic drug classifications, medication history, medication administration

Teaching
Diet, preoperative, postoperative, diseases, disorders

Resources
Picture dictionary, glossary

Notes

Alphabet

A	Similar to the A in f<u>a</u>ther
B	Similar to the B in a<u>b</u>normal
C	Similar to the English C; hard when it precedes A, O, or U (as in es-<u>c</u>ape), soft when it precedes E or I (as in pa<u>c</u>e)
CH	Similar to the CH in <u>ch</u>ild
D	Similar to the D in <u>d</u>ay when it begins a word; similar to the TH in wi<u>th</u> when in the middle or the end of a word
E	Similar to the E in s<u>e</u>psis
F	Similar to the F in per<u>f</u>orate
G	Similar to the G in <u>g</u>out when it precedes A, O, U, or a consonant; similar to the H in <u>h</u>ospital when it precedes E or I
H	Always silent
I	Similar to the I in sal<u>i</u>ne and the EE in s<u>ee</u>
J	Similar to the H in <u>h</u>ospital
K	Similar to the K in ma<u>k</u>eup
L	Similar to the L in s<u>l</u>eep
LL	Similar to the YE in <u>ye</u>llow
M	Similar to the M in ato<u>m</u>ic
N	Similar to the N in lear<u>n</u>ing
Ñ	Similar to the NI in on<u>i</u>on
O	Similar to the O in l<u>o</u>w
P	Similar to the P in s<u>p</u>it

(continued)

Q	Similar to the K in <u>k</u>ey
R	Similar to the R in ai<u>r</u>y but slightly trilled
RR	Trilled longer than a single R; spelling a word with one R or two Rs changes the meaning of the word
S	Similar to the S in ba<u>s</u>ement
T	Similar to the T in s<u>t</u>ent
U	Similar to the U in fl<u>u</u>
V	Same as the Spanish B
X	Similar to the X in fle<u>x</u> when it is between vowels or before a consonant; similar to the S in me<u>ss</u>age when it is at the beginning of a word; similar to the H in <u>h</u>appen in words like *México* or *Texas*
Y	Similar to the Y in bo<u>y</u>friend; similar to the EE in s<u>ee</u> when it is used to denote the word *and*; similar to the Spanish LL when it is at the beginning of a word
Z	Similar to the C in <u>c</u>ity or pre<u>c</u>ede; in Spain, similar to TH in <u>th</u>orax

• The letters CH, LL, Ñ, and RR are unique to the Spanish alphabet.
• Spanish vowels are short and tense, almost clipped. Don't stretch out vowels. For example, *bebé* is pronounced beh-<u>beh</u>, not bay-bay.

Pronunciation

Basic rules

If a word ends in a vowel, N, or S, emphasis usually falls on the next-to-last syllable.

* Ex<u>a</u>men
* F<u>u</u>ma
* Nec<u>esi</u>ta
* Be<u>bi</u>das
* Cer<u>ve</u>za

If a word ends in a consonant other than N or S, stress usually falls on the last syllable.

* Ust<u>ed</u>
* Doct<u>or</u>
* Dol<u>or</u>
* Intestin<u>al</u>

Accent marks

An accent mark indicates that a syllable receives a special stress. For example, mamá (mom) is pronounced mah-<u>MAH</u>.

When one-syllable words have accents, it's to distinguish them from other words that sound alike, such as:

* <u>él</u> (he); <u>el</u> (the).
* <u>sí</u> (yes); <u>si</u> (if).
* <u>tú</u> (you, familiar form); <u>tu</u> (your).

Nouns

Nouns are masculine or feminine. Most nouns ending in O or medical words ending in MA are masculine. Most nouns ending in A are feminine.

Adjectives and nouns ending in E can be masculine or feminine – their gender is determined by the preceding noun, pronoun, or article.

- el presidente (masculine)
- la presidente (feminine)

  Exceptions to this rule include:
- mano, which is always feminine.
- día, herbicida, insecticida, pesticida, raticida, espermaticida, and vermicida, which are always masculine.

Plural words

In general, a Spanish word is made plural by adding an S or ES to the end. For example:

- Add an S when the word ends in an unaccented vowel: perro – perro<u>s</u>.
- Add an S when the word ends with an accented A, E, or O: comité – comité<u>s</u>; papá – papá<u>s</u>.
- Add an ES when the word ends in a consonant, Y, or an accented I or U: dolor – dolor<u>es</u>; bisturí – bisturí<u>es</u>; hindú – hindú<u>es</u>.

Pronouns

Pronouns in Spanish are masculine or feminine, singular or plural. The *you* pronoun has two forms: familiar and formal.

Singular forms

I	yo
you	tú (familiar)
	usted (formal); abbreviated Ud. or Vd.
he	él
she	ella

Plural forms

we	nosotros (masculine)
	nosotras (feminine)
you	vosotros (masculine familiar)
	vosotras (feminine familiar)
	ustedes (formal); abbreviated Uds. or Vds.
they	ellos (masculine)
	ellas (feminine)

Articles

the	el (masculine, singular)
	la (feminine, singular)
	los (masculine, plural)
	las (feminine, plural)
a, an	un (masculine, singular)
	una (feminine, singular)
some	unos (masculine, plural)
	unas (feminine, plural)
this	este (masculine)
	esta (feminine)
that (near distance)	ese (masculine)
	esa (feminine)
that (far distance)	aquel (masculine)
	aquella (feminine)
these	estos (masculine)
	estas (feminine)
those (near distance)	esos (masculine)
	esas (feminine)
those (far distance)	aquellos (masculine)
	aquellas (feminine)

Possessives

Spanish possessives are masculine or feminine and singular or plural depending on the noun they precede. To make a possessive plural, just add an S to the end of the singular form. *Your* has two forms: familiar and formal.

my	mi (singular) mis (plural)
your	tu (familiar, neutral) tus (familiar, neutral, plural)
your, his, her	su (formal, neutral) sus (formal, neutral, plural)
our	nuestro, nuestros (masculine) nuestra, nuestras (feminine)
their	su (neutral) sus (neutral, plural)

Prefixes and suffixes

• To denote the opposite meaning of the original word, add des- to the beginning of the word.
• To denote the diminutive, such as slight or less, use -ito, -ita, -illo, -illa, or -ete to the end of the word.
• To denote the augmentative, such as very, use -ísimo or -ísima to the end of the word.
• To make an adverb, add -mente to the feminine form of the adjective.
• To indicate the English suffix -ty (as in quantity), add -dad to the end of most Spanish words.
• To denote the location where something is made or sold, add -ería to the end of the word.
• To denote the person who makes or sells the object, add -ero or -era to the end of the word.

Contractions

When the article *el* (the, masculine singular) is preceded by the preposition *a* (to, at) or *de* (of, from, about), you must form a contraction. For example, when you want to say *to the* in Spanish and *the* is *el* (masculine singular), use *al:*

I am going to the doctor this afternoon.	Voy <u>al</u> doctor esta tarde.

To the doctor would be *a* (to) *el* (the, masculine singular) *doctor,* so *a* and *el* are contracted to form *al.*

The same thing happens when using the preposition *de* with *el* – no matter what meaning of *de* is being used (of, from, about).

The people of the State of New York	La gente del Estado de Nueva York

Be careful not to confuse the article *el* (the) with the pronoun *él* (he, him). *Él* doesn't contract with *a* or *de:*

The book belongs to him.	El libro le pertenece a él.

Greetings	Saludos
Hello.	Hola.
Good morning.	Buenos días.
Good afternoon.	Buenas tardes.
Good evening.	Buenas noches.
Come in, please.	Pase, por favor.
My name is ____.	Me llamo ____.
I am your nurse.	Soy su enfermera(o).
I am your doctor.	Soy su doctor(a).
Who's the patient?	¿Quién es el (la) paciente?
What's your name?	¿Cómo se llama?
It's nice to meet you.	Mucho gusto en conocerle.
How are you?	¿Cómo se encuentra?
Where were you born?	¿Dónde nació?
Where do you live?	¿Dónde vive?
What's your address?	¿Cuál es su dirección?

General information	Información general
How old are you?	¿Cuántos años tiene?
Where were you born?	¿Dónde nació?
Where do you live?	¿Dónde vive?
What's your address?	¿Cuál es su dirección?

Simple words	Palabras simples
please	por favor
thank you	gracias
yes	sí
no	no
maybe	quizás *or* tal vez
sometimes	a veces
never	nunca
always	siempre
date	fecha
signature	firma
goodbye	hasta luego *or* adiós
today	hoy
tomorrow	mañana
yesterday	ayer

Home	Hogar
blanket	manta
sheet	sábana
pillow	almohada
water	agua
soap	jabón
towel	toalla
family	familia
bathroom	baño *or* inodoro *or* sanitario
food	comida *or* alimentos
shower	regadera *or* ducha
bath	baño *or* ducha
chair	silla

(continued)

Home (continued)	**Hogar** (continued)
bed	cama
stove	estufa or hornilla
safety	seguridad
electricity	electricidad
natural gas, power source	gas natural, fuente de energía

Days of the week	**Días de la semana**
Sunday	domingo
Monday	lunes
Tuesday	martes
Wednesday	miércoles
Thursday	jueves
Friday	viernes
Saturday	sábado

Months of the year	**Meses del año**
January	enero
February	febrero
March	marzo
April	abril
May	mayo
June	junio
July	julio
August	agosto
September	septiembre
October	octubre
November	noviembre
December	diciembre

Dates	Fechas
What day is it?	¿Qué día es hoy?
What's the date?	¿En qué fecha estamos?
Today is Monday, the 5th day of February.	Hoy es lunes, cinco de febrero.
Tomorrow is Friday, September 8th.	Mañana es viernes, ocho de septiembre.

Colors

Colors		Colores
black		negro
blue		azul
brown		café or marrón
gray		gris
green		verde
orange		anaranjado or color naranja
pink		rosa or rosado
purple		morado or violeta
red		rojo or colorado
white		blanco
yellow		amarillo

Numbers	Números
1	uno
2	dos
3	tres
4	cuatro
5	cinco
6	seis
7	siete
8	ocho
9	nueve
10	diez
11	once
12	doce
13	trece
14	catorce
15	quince
16	dieciséis
17	diecisiete
18	dieciocho
19	diecinueve
20	veinte
30	treinta
40	cuarenta
50	cincuenta
60	sesenta
70	setenta
80	ochenta
90	noventa
100	cien
1,000	mil
10,000	diez mil
100,000	cien mil
1,000,000	un millón
100,000,000	cien millones

Ordinal numbers
Números ordinales

1st	first
	primero(a)
2nd	second
	segundo(a), dos (in dates)
3rd	third
	tercero(a), tres (in dates)
4th	fourth
	cuarto(a), cuatro (in dates)
5th	fifth
	quinto(a), cinco (in dates)
6th	sixth
	sexto(a), seis (in dates)
7th	seventh
	séptimo(a), siete (in dates)
8th	eighth
	octavo(a), ocho (in dates)
9th	ninth
	noveno(a), nueve (in dates)
10th	tenth
	décimo, diez (in dates)
11th	eleventh
	undécimo(a) *or* décimo primero(a), once (in dates)
12th	twelfth
	doudécimo(a) *or* décimo segundo(a), doce (in dates)
13th	thirteenth
	trigésimo(a) *or* décimo tercero(a), trece (in dates)

Time	La hora
What time is it?	¿Qué hora es?
second	segundo
minute	minuto
fifteen minutes	quince minutos
thirty minutes	treinta minutos
hour	hora
in the morning	en la mañana
at noon	al mediodía
in the afternoon	en la tarde
in the evening	en la noche
at bedtime	a la hora de acostarse
at midnight	a la medianoche

Telling time

To tell time in Spanish, pair the appropriate form of the verb *to be* with the hour of the day. For example:

It's 1:00.	Es la una.

Use the plural form of *to be* for other hours of the day.

It's 2:00.	Son las dos.

To express the hour and minutes, include *y*, the Spanish word for *and*, in between the two numbers.

It's 3:05.	Son las tres y cinco.

Use the word *media* to indicate half past the hour; *cuarto* to indicate the quarter hour.

It's 2:30.	Son las dos y media.
It's 1:15.	Es la una y cuarto.

Use the words *para las* to indicate the minutes before the next hour, as in the English usage of *It's quarter to 10.*

It's 4:45.	Son cuarto para las cinco.
It's 4:50.	Son diez para las cinco.

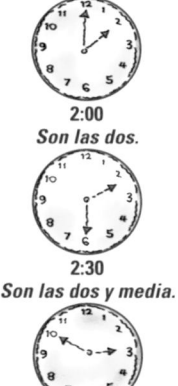

2:00
Son las dos.

2:30
Son las dos y media.

2:50
Son las dos y cincuenta **or**
Son diez para las tres

Opposites	Palabras opuestas
alive/dead	vivo/muerto
before/after	antes/después
better/worse	mejor/peor
central/peripheral	central/periférico
dark/light	oscuro/claro
fat/thin	obeso/delgado
flat/raised	plano/elevado
first/last	primero/último
healthy/sick	saludable/enfermo
heavy/light	pesado/liviano
high/low	alto/bajo
hot/cold	caliente/frío
large/small	grande/pequeño
long/short	largo/corto
loud/soft	fuerte/suave
many/few	muchos/pocos
now/later	ahora/después
open/closed	abierto/cerrado
painful/painless	doloroso/indoloro
regular/irregular	regular/irregular
smooth/rough	liso/áspero
soft/hard	blando/duro
sweet/sour	dulce/agrio
symmetric/asymmetric	simétrico/asimétrico
tall/short	alto/bajo
thick/thin	grueso/fino
warm/cool	cálido/fresco
weak/strong	débil/fuerte
wet/dry	mojado/seco

Measurements	Medidas
centimeter	centímetro
circumference	circunferencia
cubic centimeter	centímetro cúbico
deciliter	decilitro
depth	profundidad
gram	gramo
height	talla *or* estatura (*when referring to a person's height*)
kilogram	kilo *or* kilogramo
length	longitud
liter	litro
meter	metro
microgram	microgramo
milliliter	mililitro
millimeter	milímetro
ounce	onza
tablespoon	cucharada
teaspoon	cucharadita
volume	volumen
weight	peso
width	ancho

Health care personnel	Personal de salud
Hello. I am your: ____	**Hola. Yo soy su: ____**
– admissions clerk.	– empleado(a) de admisiones.
– dentist.	– dentista.
– doctor.	– doctor(a).
– I.V. nurse.	– enfermera(o) especialista en procedimientos intravenosos.
– laboratory technician.	– técnico(a) de laboratorio.
– medical assistant.	– asistente médico.
– medical student.	– estudiante de medicina.
– medical technician.	– técnico(a) médico.
– nurse practitioner.	– enfermera(o) general.
– nurse's aide.	– asistente de enfermería.
– nursing student.	– estudiante de enfermería.
– nutritionist.	– nutriólogo(a).
– occupational therapist.	– terapeuta ocupacional.
– physical therapist.	– fisioterapeuta.
– physician's assistant.	– asistente del doctor.
– licensed practical nurse.	– auxiliar de enfermería.
– radiology technician.	– radiólogo(a).
– registered nurse.	– enfermera(o) certificada(o).
– respiratory therapist.	– terapeuta de respiración.
– social worker.	– trabajador(a) social.
– speech therapist.	– terapeuta del lenguaje.
– transporter.	– camillero(a).
– volunteer.	– voluntario(a).

Types of doctors	Tipos de médico
anesthesiologist	anestesiólogo *or* anestesista
cardiologist	cardiólogo
dermatologist	dermatólogo
endocrinologist	endocrinólogo
gastroenterologist	gastroenterólogo
gynecologist	ginecólogo
hematologist	hematólogo
hospitalist	médico especialista en tratamiento hospitalario
infectious disease doctor	infectólogo
internist	internista
nephrologist	nefrólogo
neurologist	neurólogo
obstetrician	obstetra
oncologist	oncólogo
ophthalmologist	oftalmólogo
orthopedist	traumatólogo
otolaryngologist	otorrinolaringólogo
pediatrician	pediatra
pulmonologist	neumólogo
psychiatrist	psiquiatra
surgeon	cirujano

Clothing	Vestimenta
Please put on your ____.	Por favor, colóquese el/la ____.
Please remove your ____.	Por favor, quítese el/la ____.

hat
sombrero

coat
abrigo *or*
chaqueta

dress
vestido

gloves
guantes

shoes
zapatos

shirt
camisa *or*
remera

pants
pantalones

socks
calcetines

robe
bata

gown
vestido *or*
camisón
(nightgown)

skirt
falda

pajamas
piyamas
or pijamas

slippers
pantuflas

jewelry
joyería

underwear
ropa interior

belt
cinturón

stockings
medias

Relatives	Parentescos

Brother-in-law
Cuñado
Sister-in-law
Cuñada

Mother-in-law
Suegra
Father-in-law
Suegro

Great-grandmother
Bisabuela
Great-grandfather
Bisabuelo

Cousin (f.)
Prima
Cousin (m.)
Primo

Aunt
Tía
Uncle
Tío

Grandson
Nieto
Granddaughter
Nieta

Grandmother
Abuela
Grandfather
Abuelo

Mother
Madre
Father
Padre

Daughter
Hija
Son
Hijo

Sister
Hermana
Brother
Hermano

Niece
Sobrina
Nephew
Sobrino

Family tree
Arbol genealógico

Locations	Ubicación
below	debajo de, abajo de
beneath	bajo, debajo de
down	abajo, hacia abajo
elevated	elevado
in back	detrás
in front	delante
inside	dentro
left	a la izquierda
middle	en medio
next to	al lado de
on top	sobre
outside	exterior, afuera
right	a la derecha
under	debajo de
up	arriba
upon	encima de

Food	Alimentos
breakfast	desayuno
lunch	almuerzo *or* comida
dinner	cena
snack	colación *or* bocadillo
bedtime snack	merienda

Basics	Alimentos básicos
corn bread	pan de maíz
rice	arroz
rye bread	pan de centeno
tortillas	tortillas
wheat bread	pan de trigo
white bread	pan blanco

Fruits	Frutas
apple	manzana
banana	banana *or* plátano
cantaloupe	melón
cherries	cerezas
grapefruit	toronja *or* pomelo
grapes	uvas
mango	mango
orange	naranja
peach	durazno *or* melocotón
pear	pera
pineapple	piña *or* ananá
strawberries	fresas *or* frutillas
watermelon	sandía

Vegetables and legumes	Vegetales y legumbres
black beans	frijoles, judías, *or* porotos negros
corn	maíz *or* choclo
green beans	ejotes, judías verdes, *or* chauchas
onion	cebolla
peas	chícharos, guisantes, *or* arvejas
pepper	pimienta, pimiento, *or* ají
pinto beans	frijoles pintos
potatoes	papas *or* patatas
red beans	frijoles rojos *or* judías rojas
refried beans	frijoles refritos
squash	zapallo *or* calabaza
tomato	tomate *or* jitomate

Cereal	Cereales
bran	salvado
cold cereal	cereal frío
Cream of Wheat®	Cream of Wheat®
oatmeal	hojuelas de avena

Drinks	Bebidas
alcohol	alcohol
apple juice	jugo (or zumo) de manzana
beer	cerveza
chocolate milk	leche con chocolate
coffee	café
cranberry juice	jugo (or zumo) de arándano
grape juice	jugo (or zumo) de uva
low-fat milk	leche baja en grasa
orange juice	jugo (or zumo) de naranja
skim milk	leche descremada
soda	soda, refresco, or gaseosa
tomato juice	jugo (or zumo) de tomate
water	agua
whole milk	leche entera
wine	vino

Meat	Carne
bacon	tocino or panceta
beef	carne de vaca, carne de res, or carne de ternera
chicken	pollo
fish	pescado
hamburger	hamburguesa
pork	carne de cerdo or puerco
ribs	costillas

Sweets	Postres
cake	pastel, bizcocho, or torta
candy	dulce or golosina
chocolate	chocolate
cookies	galletas
ice cream	helado or mantecado
pie	tarta

The body

El cuerpo

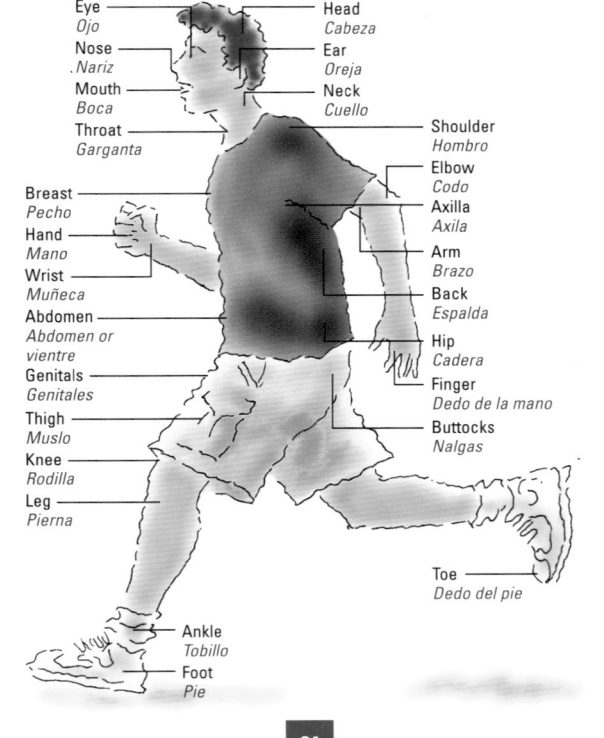

Eye
Ojo

Nose
Nariz

Mouth
Boca

Throat
Garganta

Breast
Pecho

Hand
Mano

Wrist
Muñeca

Abdomen
Abdomen or vientre

Genitals
Genitales

Thigh
Muslo

Knee
Rodilla

Leg
Pierna

Head
Cabeza

Ear
Oreja

Neck
Cuello

Shoulder
Hombro

Elbow
Codo

Axilla
Axila

Arm
Brazo

Back
Espalda

Hip
Cadera

Finger
Dedo de la mano

Buttocks
Nalgas

Toe
Dedo del pie

Ankle
Tobillo

Foot
Pie

Anatomic terms	Términos anatómicos
abdomen	abdomen *or* vientre
ankle	tobillo
arm	brazo
axilla	axila
back	espalda
breast	mama *or* pecho
buttocks	nalgas *or* glúteos
calf	pantorrilla
chest	pecho *or* tórax
chin	barbilla *or* mentón
ear	oreja
elbow	codo
eye	ojo
face	cara
finger	dedo de la mano
foot	pie
groin	ingle
hair	cabello *or* pelo
hand	mano
head	cabeza
heel	talón
hip	cadera
knee	rodilla
leg	pierna
lip	labio
mouth	boca
neck	cuello
nose	nariz

(continued)

Anatomic terms *(continued)*	Términos anatómicos *(continued)*
penis	pene
rectum	recto
shin	espinilla de la pierna
shoulder	hombro
thigh	muslo
throat	garganta
toe	dedo del pie
tongue	lengua
tooth	diente
vagina	vagina
wrist	muñeca

Positioning	Posicionamiento
I am going to examine your ____ .	Voy a examinar su ____ .
Bend over forward.	Inclínese hacia adelante.
Lean backward.	Recuéstese.
Lean forward.	Inclínese hacia adelante.
Lie down.	Acuéstese.
Lie on your:	Acuéstese:
— back.	— boca arriba.
— side.	— de costado.
— left side.	— del lado izquierdo.
— right side.	— del lado derecho.
— stomach.	— boca abajo.
Roll over.	Dése vuelta.
Sit up.	Siéntese derecho.
Stand up.	Póngase de pie.
Turn to the side.	Voltéese hacia su costado.

Sit down.	Siéntese.
Turn to the left.	Voltéese hacia la izquierda.
Keep your head still.	Mantenga su cabeza quieta.
Follow my finger with your eyes while keeping your head still.	Siga mi dedo con la vista con la cabeza quieta.
Stay still.	Quédese quieto.
Lift up your arms.	Levante los brazos.
Make a fist.	Cierre el puño.
Don't move.	No se mueva.
Don't talk.	No hable.
Say "Ahhh."	Diga "Ahhh."
Whisper.	Susurre.

General interview	**Entrevista general**
What is your name?	¿Cómo se llama?
Do you speak English?	¿Habla inglés?
Do you have anyone with you who speaks English?	¿Alguno de sus acompañantes habla inglés?
Have you been here before?	¿Ha estado aquí antes?
What is your address?	¿Cuál es su dirección?
What is your date of birth?	¿Cuál es su fecha de nacimiento?
With which gender do you identify?	¿Con qué género se identifica?
— Male?	— ¿Masculino?
— Female?	— ¿Femenino?
— Transgender?	— ¿Transgénero?
— Other?	— ¿Otro?
— Prefer not to answer?	— ¿Prefiere no contestar?

(continued)

General interview *(continued)*	Entrevista general *(continued)*
With which sexual orientation do you identify?	¿Con qué orientación sexual se identifica?
— Heterosexual?	— ¿Heterosexual?
— Homosexual?	— ¿Homosexual?
— Bisexual?	— ¿Bisexual?
— Other?	— ¿Otra?
— Prefer not to answer?	— ¿Prefiere no contestar?
Are you	¿Estado civil?
— married?	— ¿Casado(a)?
— single?	— ¿Soltero(a)?
— widowed?	— ¿Viudo(a)?
— partnered?	— ¿Unión libre?
— divorced?	— ¿Divorciado(a)?
What is the name and phone number of someone we can call.	Por favor, escriba el nombre y el número de teléfono de un contacto al que podamos llamar.
Who is your family doctor?	¿Quién es su médico de cabecera?
Have you ever been in the hospital?	¿Alguna vez estuvo hospitalizado?
Are you taking any medications?	¿Toma algún medicamento?
What medications are you taking and when you take them?	Por favor, escriba los nombres de los medicamentos que toma y el horario con el que los toma.

Psychosocial

Psicosocial

How do you feel today?	¿Cómo se siente hoy?
– Happy	– Feliz
– Sad	– Triste
– Depressed	– Deprimido
– Anxious	– Ansioso
– Stressed	– Estresado
– Scared	– Temeroso
– Other	– Otro
What support systems do you have?	¿Cuáles son los sistemas de apoyo con los que cuenta?
– Family	– Familia
– Religious community	– Comunidad religiosa
– Support group	– Grupo de apoyo
– Friends	– Amigos
– Other	– Otros
What is your country of origin?	¿Cuál es su país de origen?
What is your primary language?	¿Cuál es su lengua materna?
What are you most concerned about today?	¿Cuál es su principal preocupación en la actualidad?
– Pain	– Dolor
– Family	– Familia
– Work	– Trabajo
– Finances	– Dinero
– Other	– Otro

Sexual and physical assault

Abuso sexual y físico

Assessment questions for victims of sexual and physical assault	Preguntas de evaluación para víctimas de abuso sexual y físico
Do you feel safe in your relationship?	¿Se siente seguro(a) en su relación?
In your relationship does your partner or significant other:	En su relación de pareja, él o ella:
— yell frequently?	— ¿grita frecuentemente?
— physically threaten you?	— ¿lo(a) amenaza físicamente?
— try to control your behavior?	— ¿intenta controlarlo(a)?
— make you have sex when you don't want to?	— ¿lo(a) obliga a tener sexo cuando usted no quiere?
— threaten your children?	— ¿amenaza a sus hijos?
— keep you away from your family?	— ¿lo(a) mantiene alejado de su familia?
— keep you away from your friends?	— ¿lo(a) mantiene alejado de sus amigos?
Did you get these bruises by falling?	Estos moretones, ¿se los hizo al caerse?
Did you get these bruises from someone trying to hurt you?	¿Estos moretones se deben a que alguien intentó lastimarlo(a)?
Who tried to hurt you?	¿Quién intentó lastimarlo(a)?
Do you know the person who hurt you?	¿Conoce a la persona que lo(a) lastimó?
Has this person tried to hurt you before?	Esta persona, ¿ya ha intentado lastimarlo(a) anteriormente?
Do you have any other injuries?	¿Tiene alguna otra lesión?
— Where?	— ¿Dónde?

Have you ever been in the hospital because this person hurt you?	¿Ha estado hospitalizado(a) a raíz de lesiones infligidas por esta persona?
May I have your permission to take pictures of the bruises and any other injuries?	¿Me daría permiso de fotografiar los moretones y cualquier otra lesión?
Have you called the police?	¿Ha llamado a la policía?
Is there anyone you would like to call to come stay with you?	¿Quisiera llamar a alguien para que lo(a) acompañe?
Do you have somewhere safe to go?	¿Tiene algún lugar seguro donde ir?

Superior vena cava
La vena cava superior

Pulmonic valve
La válvula pulmonar

Right atrium
El atrio derecho

Tricuspid valve
La válvula tricúspide

Right ventricle
El ventrículo derecho

Inferior vena cava
La vena cava inferior

Aortic arch
El arco aórtico

Left atrium
El atrio izquierdo

Aortic semilunar valve
La válvula semilunar de la aorta

Mitral valve
La válvula mitral

Left ventricle
El ventrículo izquierdo

Myocardium
El miocardio

Descending aorta
La aorta descendente

Cardiovascular assessment questions	Preguntas de evaluación cardiovascular
Have you ever had chest pain or discomfort?	¿Ha tenido alguna vez dolor o molestias en el pecho?
— Is the pain constant?	— ¿El dolor es constante?
— Is the pain intermittent?	— ¿El dolor es intermitente?
Does it hurt when you take a deep breath?	¿Duele cuando respira profundo?
Point to where you feel the pain.	Señale con el dedo dónde siente el dolor.
Does the pain feel like:	¿El dolor es como:
— crushing or squeezing?	— algo que lo(a) aplasta o aprieta?
— heavy pressure?	— presión intensa?
— tightness?	— una restricción?
— dull ache?	— un dolor sordo?
— burning sensation?	— una sensación de ardor?
— sharp or stabbing?	— agudo o punzante?
Do you have any other symptoms with the pain?	¿Tiene otros síntomas junto con el dolor?
— Anxiety?	— ¿Ansiedad?
— Fainting?	— ¿Desmayos?
— Feeling of doom?	— ¿Desesperanza?
— Jaw pain?	— ¿Dolor de mandíbula?
— Nausea?	— ¿Náuseas?
— Shortness of breath?	— ¿Falta de aliento?
— Sweating?	— ¿Sudoración?
— Weakness?	— ¿Debilidad?

(continued)

Cardiovascular assessment questions *(continued)*	Preguntas de evaluación cardiovascular *(continued)*
How long does an attack last?	¿Cuánto tiempo dura cada episodio?
— Seconds?	— ¿Segundos?
— Minutes?	— ¿Minutos?
— Hours?	— ¿Horas?
Do you tire more easily than you used to?	¿Se cansa con más facilidad que antes?
Does rest relieve the fatigue?	¿El reposo disminuye la fatiga?
Do your shoes or rings feel tight?	¿Le aprietan los zapatos o los anillos?
Do your ankles or feet feel swollen?	¿Siente que se le hinchan los tobillos o los pies?
Do you ever feel like your heart is:	¿Siente alguna vez que el corazón:
— pounding?	— late fuertemente?
— racing?	— late aceleradamente?
— skipping beats?	— se salta latidos?
Does this feeling occur at rest?	Esta sensación, ¿se produce cuando está en reposo?
Does this feeling occur during an activity?	Esta sensación, ¿se produce mientras realiza una actividad?
Do you take any medication for your heart?	¿Toma algún medicamento para el corazón?
What medications do you take and how often you take them?	¿Qué medicamentos está tomando y con qué frecuencia los toma?

Cardiac history	*Antecedentes cardíacos*
Were you born with a heart problem?	¿Nació con algún problema cardíaco?
Was it treated?	¿Recibió tratamiento?
Have you had rheumatic fever?	¿Ha tenido fiebre reumática?

Have any heart problems resulted from the rheumatic fever?	¿Ha padecido enfermedades del corazón a causa de la fiebre reumática?
Have you ever been told you had a heart murmur?	¿Alguna vez le han dicho que tiene un soplo cardíaco?
Do you have:	¿Tiene:
— high blood pressure?	— presión arterial alta?
— high cholesterol?	— colesterol alto?
— diabetes mellitus?	— diabetes mellitus?
— heart failure?	— insuficiencia cardíaca?
Have you ever had:	¿Se le realizó alguna vez:
— a cardiac catheterization?	— un cateterismo cardíaco?
— a stent placed?	— una colocación de endoprótesis (*stent*)?
— an angioplasty?	— una angioplastia?
— any type of heart surgery?	— una cirugía cardíaca?
— a pacemaker inserted?	— una colocación de marcapasos?
— a defibrillator inserted?	— una colocación de desfribilador?
When was the disorder first diagnosed?	¿Cuándo se diagnosticó por primera vez la afección?

Family history	*Antecedentes familiares*
Has anyone in your family been treated for heart disease?	¿Algún miembro de su familia ha recibido tratamiento para alguna enfermedad cardíaca?
How was the person related to you?	¿Cuál era su parentesco con esa persona?
Has anyone in your family died suddenly of an unknown cause?	¿Algún miembro de su familia ha muerto repentinamente por causa desconocida?

(continued)

Family history (continued)	Antecedentes familiares (continued)
Does anyone in your family have medical problems?	¿Hay alguien en su familia que tenga problemas médicos?
— High blood pressure?	— ¿Presión arterial alta?
— High cholesterol?	— ¿Colesterol alto?
— Diabetes mellitus?	— ¿Diabetes mellitus?

Lifestyle	Estilo de vida
Do you smoke cigarettes?	¿Fuma cigarrillos?
Do you smoke cigars?	¿Fuma puros?
Do you smoke pipes?	¿Fuma pipa?
What year did you start smoking?	¿En qué año empezó a fumar?
Do you vape?	¿Fuma cigarrillos electrónicos?
How many cigarettes do you smoke per day?	¿Cuántos cigarrillos fuma al día?
Do you drink alcoholic beverages?	¿Toma bebidas alcohólicas?
— Beer?	— ¿Cerveza?
— Wine?	— ¿Vino?
— Hard liquor?	— ¿Licores? or ¿Destilados?
How may drinks do you have per day?	¿Cuántas bebidas toma al día?
How many hours do you sleep each night?	¿Cuántas horas duerme al día?
Do you feel rested each morning?	¿Se siente descansado todas las mañanas?
Do you ever have shortness of breath or coughing spells during the night?	¿Alguna vez le falta la respiración o tiene accesos de tos durante la noche?
Do you become short of breath when you lie flat?	¿Le falta el aire cuando se acuesta sobre su espalda?
Do you exercise regularly?	¿Hace ejercicio habitualmente?

RESPIRATORY SYSTEM

The respiratory system

APARATO RESPIRATORIO

El aparato respiratorio

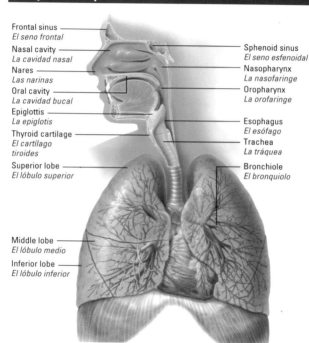

Frontal sinus
El seno frontal

Nasal cavity
La cavidad nasal

Nares
Las narinas

Oral cavity
La cavidad bucal

Epiglottis
La epiglotis

Thyroid cartilage
El cartílago tiroides

Superior lobe
El lóbulo superior

Middle lobe
El lóbulo medio

Inferior lobe
El lóbulo inferior

Sphenoid sinus
El seno esfenoidal

Nasopharynx
La nasofaringe

Oropharynx
La orofaringe

Esophagus
El esófago

Trachea
La tráquea

Bronchiole
El bronquiolo

Respiratory assessment questions	Preguntas de evaluación respiratoria
Does your chest hurt when you breathe normally?	¿Tiene dolor en el pecho cuando respira con normalidad?
Does your chest hurt when you take a deep breath?	¿Tiene dolor en el pecho cuando respira profundamente?
Does it hurt when you cough?	¿Tiene dolor cuando tose?
Do you have a cough? Does it sound like:	¿Tiene tos? El sonido es como:
— hacking?	— ¿tos seca?
— barking?	— ¿tos perruna?
— congestion?	— ¿congestión?
Does it usually occur at a certain time of day?	Por lo general, ¿la tos ocurre a determinada hora del día?
Do you cough up sputum?	¿Tiene flemas?
— What color is it?	— ¿De qué color son?
— Is it thick?	— ¿Son viscosas?
— Is it thin?	— ¿Son líquidas?
Do you have shortness of breath?	¿Siente que le falta el aire?
Is it constant?	¿La sensación es constante?
Does changing position make it go away?	Si cambia de posición, ¿desaparece esta sensación?
Do your lips or nail beds ever turn blue?	¿Alguna vez se le ponen azules los labios o las uñas?
Does a particular activity affect your breathing?	¿Alguna actividad en particular afecta su respiración?
— Bathing?	— ¿Bañarse?
— Walking?	— ¿Caminar?
— Running?	— ¿Correr?
Do you take any medications for breathing problems?	¿Toma algún medicamento para problemas de la respiración?

Do you ever use over-the-counter nasal sprays or inhalers?	¿En ocasiones utiliza aerosoles nasales o inhaladorers de venta libre?
How many times per week?	¿Cuántas veces por semana?
What medications do you take and how often you take them?	¿Qué medicamentos consume y con qué frecuencia los toma?
Do you use a nebulizer or breathing treatment?	¿Usa un nebulizador u otro tratamiento para la respiración?
How often do you use it?	¿Con qué frecuencia?
Do you use a CPAP machine?	¿Utiliza una máquina de CPAP?
Do you use oxygen at home?	¿Usa oxígeno en su casa?
How long have you been using oxygen at home?	¿Hace cuánto tiempo que usa oxígeno en su casa?

Respiratory history	*Antecedentes respiratorios*
Have you had any lung problems?	¿Ha tenido problemas pulmonares?
— Asthma?	— ¿Asma?
— Tuberculosis?	— ¿Tuberculosis?
— Pneumonia?	— ¿Neumonía?
— Influenza?	— ¿Influenza? or ¿Gripe?
When was the disorder first diagnosed?	¿Cuándo se le diagnosticó la afección?
Have you been exposed to anyone with a respiratory disease?	¿Ha estado expuesto(a) a alguna persona que tenga una enfermedad respiratoria?
When were you exposed?	¿Cuándo estuvo expuesto(a)?
Have you had chest surgery?	¿Lo(a) han operando del tórax?
Have you had lung surgery?	¿Lo(a) han operado de los pulmones?
Have you had a diagnostic study of the lungs?	¿Le han hecho estudios de diagnóstico de los pulmones?

(continued)

Respiratory history (continued)	**Antecedentes respiratorios** (continued)
When was your last chest X-ray?	¿Cuándo se le tomó la última radiografía de tórax?
When was your last tuberculosis test?	¿Cuándo se le hizo el último estudio de tuberculosis?
— Was the result positive? Negative?	— ¿El resultado fue positivo o negativo?
In the last 2 months, have you had:	En los últimos dos meses, ¿ha tenido:
— fever?	— fiebre?
— chills?	— escalofríos?
— fatigue?	— fatiga?
— night sweats?	— sudores nocturnos?
Do you have allergies that flare up different seasons?	¿Tiene alergias que se agravan durante diferentes temporadas del año?

Family history	**Antecedentes familiares**
Has any member of your family had:	¿Algún miembro de su familia tuvo alguna de las siguientes enfermedades?
— emphysema?	— ¿Enfisema?
— asthma?	— ¿Asma?
— respiratory allergies?	— ¿Alergias respiratorias?
— tuberculosis?	— ¿Tuberculosis?
Did you have contact with the family member who had tuberculosis?	¿Ha estado en contacto con algún miembro de la familia que tuvo tuberculosis?

Lifestyle	Estilo de vida
Do you smoke cigarettes?	¿Fuma cigarrillos?
Do you smoke cigars?	¿Fuma puros?
Do you smoke pipes?	¿Fuma pipa?
Do you vape?	¿Fuma cigarrillos electrónicos?
What year did you start smoking?	¿En qué año empezó a fumar?
How many cigarettes do you smoke per day?	¿Cuántos cigarrillos fuma al día?
How many pillows do you use when you sleep?	¿Cuántas almohadas usa para dormir?
How many hours of sleep do you get each night?	¿Cuántas horas duerme cada noche?
How many people live with you?	¿Cuántas personas viven con usted?
Do you have pets?	¿Tiene mascotas?
Does the animal's fur or feathers bother you?	¿Le molesta el pelaje o las plumas del animal?
Does stress at home or work affect your breathing?	¿El estrés en casa o en el trabajo afectan su respiración?

NEUROLOGIC SYSTEM

The brain

SISTEMA NEUROLÓGICO

El cerebro

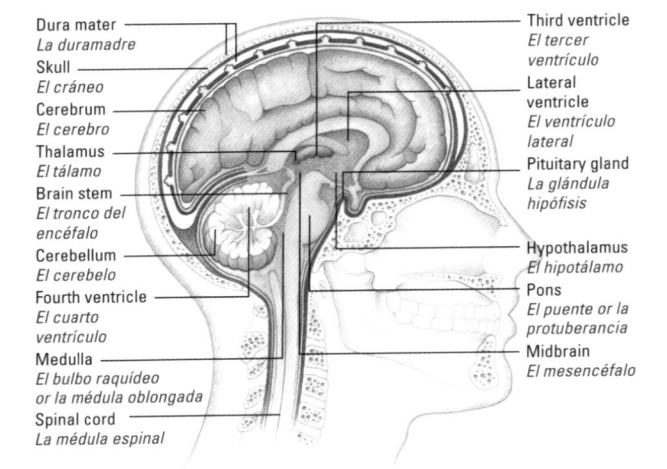

Dura mater
La duramadre

Skull
El cráneo

Cerebrum
El cerebro

Thalamus
El tálamo

Brain stem
El tronco del encéfalo

Cerebellum
El cerebelo

Fourth ventricle
El cuarto ventrículo

Medulla
El bulbo raquídeo or la médula oblongada

Spinal cord
La médula espinal

Third ventricle
El tercer ventrículo

Lateral ventricle
El ventrículo lateral

Pituitary gland
La glándula hipófisis

Hypothalamus
El hipotálamo

Pons
El puente or la protuberancia

Midbrain
El mesencéfalo

Neurologic assessment questions	Preguntas de evaluación neurológica
Do you have any hearing problems?	¿Tiene problemas auditivos?
Do you wear a hearing aid?	¿Usa una prótesis auditiva?
In which ear?	¿En qué oído?

Do you have difficulty speaking?	¿Tiene dificultades al hablar?
Do you have difficulty understanding what people are saying?	¿Tiene dificultades para comprender lo que dicen las personas?
Do you have difficulty swallowing?	¿Tiene dificultades para tragar?
Do you choke on food?	¿A menudo se atraganta al comer?
Do you have problems with your balance?	¿Tiene problemas de equilibrio?
Do you have dizzy spells?	¿Tiene mareos?
— How long do they last?	— ¿Cuánto tiempo duran?
— How many per week do you have them?	— ¿Cuántas veces a la semana ocurren?
— Does lying down make them better?	— ¿Recostarse mejora los mareos?
Have you ever fainted or blacked out, even if only for a few moments?	¿Alguna vez se ha desmayado o perdido el conocimiento, aunque haya sido sólo por un momento?
Do you have difficulty recalling blocks of time?	¿Tiene dificultades para recordar algunos períodos de su vida?
Do you have headaches?	¿Tiene dolores de cabeza?
— How long do they last?	— ¿Cuánto tiempo duran?
— How many per week do you have?	— ¿Cuántos tiene por semana?
When do you usually get a headache?	Por lo general, ¿a qué hora sufre los dolores de cabeza?
Point to where you feel the pain.	Señale el lugar en el que siente el dolor.
What kind of pain accompanies the headache?	¿Qué tipo de dolor tiene cuando le duele la cabeza?
— Sharp?	— ¿Punzante?
— Stabbing?	— ¿Como puñalada?

(continued)

Neurologic assessment questions (continued)	Preguntas de evaluación neurológica (continued)
— Dull ache?	— ¿Sordo?
— Throbbing?	— ¿Palpitante?
— Pressure?	— ¿Opresivo?
Do you have any other signs or symptoms along with the headache?	¿Tiene otros síntomas junto con los dolores de cabeza?
— Nausea?	— ¿Náuseas?
— Vomiting?	— ¿Vómitos?
— Stiff neck?	— ¿Rigidez de cuello?
— Blurred vision?	— ¿Visión borrosa?
— Sensitivity to sunlight?	— ¿Sensibilidad a la luz del sol?
Have you noticed a change in your ability to remember things?	¿Ha notado algún cambio en su capacidad para recordar cosas?
— Is it a loss of recent memory?	— ¿La pérdida de la memoria es de eventos recientes?
— Is it a loss of past events?	— ¿La pérdida de la memoria es de eventos del pasado?
Have you noticed any change in your mental alertness or ability to concentrate?	¿Ha notado algún cambio en su agudeza mental o en su concentración?
Is one side of your body stronger than the other?	¿Tiene más fuerza de un lado del cuerpo que del otro?
Do you have difficulty walking?	¿Tiene dificultades para caminar?
Do you have tremor or muscle spasms?	¿Sufre temblores o calambres?
— Where?	— ¿Dónde?
Do you have any numbness?	¿Siente adormecimiento en alguna parte del cuerpo?

Do you wear eyeglasses?	¿Usa anteojos?
Do you ever have blurred vision?	¿Tiene visión borrosa?
Do you ever have double vision?	¿Ve doble?

Medical history	**Antecedentes personales**
Have you ever had a concussion?	¿Alguna vez ha tenido una conmoción cerebral?
— When?	— ¿Cuándo?
— Do you have any lasting effects?	— ¿Tiene secuelas?
Have you ever been treated by a neurologist or neurosurgeon?	¿Alguna vez fue tratado por un neurólogo o un neurocirujano?
Have you ever had a seizure?	¿Alguna vez ha tenido un ataque epiléptico?
— When?	— ¿Cuándo?
Do you take medication for seizures?	¿Toma medicamentos para ataques epilépticos?
Have you ever had a stroke?	¿Ha tenido alguna vez un derrame cerebral?
— When?	— ¿Cuándo?
— Could you speak?	— ¿Podía hablar?
— Could you move your arms and legs?	— ¿Podía mover los brazos y las piernas?
— Which side of your body could you not move?	— ¿Qué lado del cuerpo no podía mover?
— Right side?	— ¿Derecho?
— Left side?	— ¿Izquierdo?

Family history	Antecedentes familiares
Has any member of your family had a neurologic disease, such as a brain tumor, a degenerative disease, or dementia?	¿Hay algún miembro de su familia que haya tenido una enfermedad neurológica como un tumor cerebral, una enfermedad degenerativa o demencia senil?
Which relative?	¿Qué pariente?
Have any of your immediate family members (mother, father, or siblings) had the following?	¿Hay algún miembro de su familia cercana (madre, padre, o hermano[a]) que haya tenido alguna de las siguientes afecciones?
— High blood pressure?	— ¿Hipertensión arterial?
— Stroke?	— ¿Derrame cerebral?
— Diabetes mellitus?	— ¿Diabetes mellitus?
— Seizures?	— ¿Ataques epilépticos?
— Cerebral palsy?	— ¿Parálisis cerebral?
— Down syndrome?	— ¿Síndrome de Down?
— Multiple sclerosis?	— ¿Esclerosis múltiple?
Lifestyle	Estilo de vida
Are you exposed to toxins or chemicals in your home or on the job?	¿Está expuesto a algún producto tóxico o químico en su casa o trabajo?
On the job, do you perform strenuous or repetitive activities?	¿En su trabajo realiza actividades extenuantes o repetivas?
Has your disability made you feel different about yourself?	¿Su discapacidad le ha cambiado la imagen que tenía de sí?
Can you do the things for yourself that you would like to do?	¿Puede valerse por su cuenta?
Can you fulfill your usual family responsibilities?	¿Puede cumplir con sus responsabilidades familiares normales?

Gastrointestinal system

El aparato digestivo

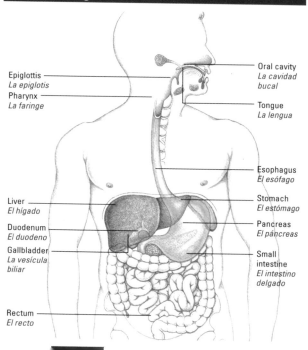

Epiglottis
La epiglotis

Pharynx
La faringe

Oral cavity
La cavidad bucal

Tongue
La lengua

Esophagus
El esófago

Liver
El hígado

Duodenum
El duodeno

Gallbladder
La vesícula biliar

Stomach
El estómago

Pancreas
El páncreas

Small intestine
El intestino delgado

Rectum
El recto

GI assessment questions	Preguntas de evaluación del aparato digestivo
When did you last have a bowel movement or pass gas?	¿Cuándo fue la última vez que defecó o expulsó gases?
Do you have regular bowel movements?	¿Defeca de forma regular?
What color are your stools?	¿De qué color son sus heces?
Do you ever see blood in your stools?	¿Alguna vez ha observado sangre en sus heces?
Have you noticed a change in your normal pattern of bowel movements?	¿Ha notado algún cambio en el patrón normal de sus evacuaciones?
Are your stools more frequent?	¿Defeca con mayor frecuencia?
Are your stools less frequent?	¿Defeca con menor frecuencia?
Do you have difficulty passing stools?	¿Tiene dificultades para defecar?
Have you noticed swelling in your abdomen?	¿Ha notado inflamación en el abdomen?
Do you have difficulty swallowing?	¿Tiene dificultades para tragar?
— Does it occur with liquids? Solids?	— ¿La dificultad es con líquidos o con sólidos?
Do you have heartburn?	¿Sufre acidez estomacal?
Do you have indigestion?	¿Sufre ingidestión?
Have you had a recent change in appetite?	¿Ha tenido recientemente cambios en el apetito?
— Are you more hungry?	— ¿Tiene más hambre?
— Are you less hungry?	— ¿Tiene menos hambre?
Have you had any nausea?	¿Ha tenido náuseas?
— When?	— ¿Cuándo?
Did you vomit?	¿Vomitó?
— How much?	— ¿Cuánto?
— How often?	— ¿Con qué frecuencia?

Did you notice any blood in the vomitus?	¿Notó sangre en el vómito?
Do you have pain:	¿Tiene algún dolor:
— in your mouth?	— en la boca?
— in your throat?	— en la garganta?
— in your abdomen?	— en el abdomen?
— in your rectum?	— en el recto?
Does the pain interfere with any activities?	¿El dolor que tiene interfiere con alguna actividad?
Were you drinking alcohol before the stomach pain began?	¿Estaba tomando bebidas alcohólicas antes de que comenzara el dolor de estómago?
Have you eaten any new or unusual foods?	¿Ha comido alimentos nuevos o que no suele consumir?
Does food make the pain go away?	¿La comida hace que el dolor desaparezca?
Does medication make the pain go away?	¿Los medicamentos hacen que el dolor desaparezca?
Has your weight changed recently?	¿Su peso se ha modificado recientemente?
Do you take medications for indigestion?	¿Toma medicamentos para la indigestión?
Do you take antacids?	¿Toma antiácidos?
— How many per week do you take?	— ¿Cuántos antiácidos toma a la semana?
Do you use laxatives?	¿Toma laxantes?
— How many per week do you use?	— ¿Cuántos toma a la semana?

GI history	Antecedentes gastrointestinales
Have you had any major illnesses?	¿Ha tiendo alguna enfermedad grave?
Have you ever had an eating disorder, such as anorexia nervosa or bulimia?	¿Ha tenido algún trastorno de la alimentación, como anorexia o bulimia nerviosa?
Have you ever had problems with alcohol?	¿Ha tenido problemas de alcoholismo?
Have you ever had:	¿Ha tenido:
—hepatitis?	—hepatitis?
—cirrhosis?	—cirrosis?
Have you ever had surgery on your:	¿Le han realizado alguna vez cirugía:
—mouth?	—de boca?
—throat?	—de garganta?
—abdomen?	—de abdomen?
—intestines?	—de intestinos?
—stomach?	—de estómago?
Do you have any food allergies?	¿Es alérgico(a) a algún alimento?
Have you lived in or traveled to a foreign country?	¿Ha vivido en el extranjero o viajado a algún otro país?
—When?	—¿Cuándo?
—Where?	—¿Dónde?
Have you noticed a change in the size of your abdomen?	¿Ha notado algún cambio en el tamaño de su abdomen?

Family history	Antecedentes familiares
Does anyone in your family have a history of:	¿Hay algún miembro de su familia que tenga antecentes de alguna de las siguientes afecciones?
— cardiovascular disease?	— ¿Enfermedad cardiovascular?
— Crohn's disease?	— ¿Enfermedad de Crohn?
— GI tract disorders?	— ¿Afecciones en el tubo digestivo?
— cancer?	— ¿Cáncer?
Has anyone in your family had colon or rectal cancer or polyps?	¿Algún miembro de su familia ha tenido cáncer o pólipos en el recto o el colon?
— Who?	— ¿Quién?

Lifestyle	Estilo de vida
Do any GI symptoms ever cause you to awaken at night?	¿Algún síntoma gastrointestinal lo(a) despierta por la noche?
Which foods do you eat during the day?	¿Qué come en un día?
Are there foods you believe you shouldn't eat?	¿Hay alimentos que piensa que no debe comer?
How many servings do you drink of the following each day:	¿Cuántas porciones de las siguientes bebidas toma al día?
— coffee	— Café
— tea	— Té
— cola	— Refresco de cola
— water	— Agua
Do you eat alone?	¿Come solo?
Does stress influence your eating or bowel patterns?	¿El estrés influye en sus patrones de alimentación o defecación?
Have you gained or lost more than 10 pounds in the last month?	¿Ha aumentado o disminuido más de cinco kilos (diez libras) de peso durante el mes anterior?
— Was this gain or loss intentional?	— ¿El aumento o la pérdida de peso fue intencional?

MUSCULOSKELETAL SYSTEM

Skeletal muscles

SISTEMA MUSCULOESQUELÉTICO

Los músculos esqueléticos

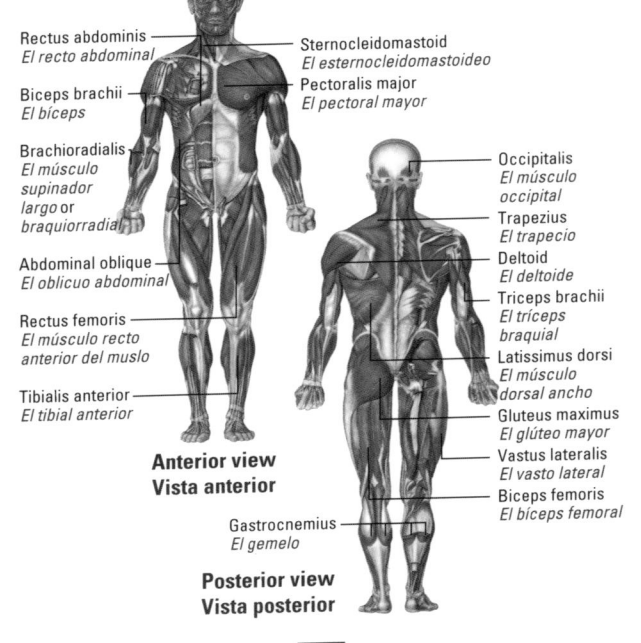

Rectus abdominis
El recto abdominal

Biceps brachii
El bíceps

Brachioradialis
El músculo supinador largo or *braquiorradial*

Abdominal oblique
El oblicuo abdominal

Rectus femoris
El músculo recto anterior del muslo

Tibialis anterior
El tibial anterior

Sternocleidomastoid
El esternocleidomastoideo

Pectoralis major
El pectoral mayor

Occipitalis
El músculo occipital

Trapezius
El trapecio

Deltoid
El deltoide

Triceps brachii
El tríceps braquial

Latissimus dorsi
El músculo dorsal ancho

Gluteus maximus
El glúteo mayor

Vastus lateralis
El vasto lateral

Biceps femoris
El bíceps femoral

Anterior view
Vista anterior

Gastrocnemius
El gemelo

Posterior view
Vista posterior

52

Musculoskeletal assessment questions	Preguntas de evaluación musculoesquelética
Do you have a problem with:	¿Tiene problemas al:
— raising your arm?	— levantar el brazo?
— turning your head?	— voltear la cabeza?
— bending over?	— agacharse?
— other?	— realizar algún otro movimiento?
Is your movement limited because of pain?	¿Considera que el dolor limita alguno de sus movimientos?
Does anything improve your ability to move?	¿Hay algo que mejore el movimiento?
Have you noticed any other signs or symptoms such as:	¿Ha notado algún otro síntoma?
— fever?	— ¿Fiebre?
— rash?	— ¿Erupción?
— numbness?	— ¿Adormecimiento?
— tingling?	— ¿Hormigueo?
— swelling?	— ¿Hinchazón?
Are you having any pain?	¿Sufre algún dolor actualmente?
Can you point to the area where you feel pain?	¿Me puede indicar dónde siente el dolor?
Did the pain start recently?	¿El dolor empezó recientemente?
Is the pain constant?	¿El dolor es constante?
Is the pain intermittent?	¿El dolor es intermitente?
Does the pain occur at any specific time?	El dolor, ¿se manifiesta a una hora específica?
Is the pain:	¿El dolor es:
— a dull ache?	— sordo?
— a burning sensation?	— ardoroso?
— sharp and stabbing like a knife?	— agudo y punzante, como una puñalada?
— pressure?	— opresivo?

(continued)

Musculoskeletal assessment questions (continued)	Preguntas de evaluación musculoesquelética (continued)
Does anything help keep the pain away?	¿Hay algo que ayude a evitar el dolor?
Do you have any unusual sensations along with the pain?	¿Tiene otras sensaciones anormales al mismo tiempo que el dolor?
Do you take any medication for the pain?	¿Toma algún medicamento para el dolor?
What medication do you take for pain?	¿Qué medicamentos toma para el dolor?
Do you have any stiffness?	¿Tiene rigidez?
Point to where it is.	Señale el lugar en el que siente rigidez.
Is the stiffness constant?	¿La rigidez es constante?
Is the stiffness intermittent?	¿La rigidez es intermitente?
Do you sometimes hear a grating sound or feel as if your bones are scraping together?	¿Hay ocasiones en las que oye un rechinido o siente como si los huesos se rasparan o se rozaran entre ellos?
Do you ever hear a pop in your joints?	¿Alguna vez escucha que le truenan las articulaciones?
Have you ever felt weak?	¿Se ha sentido débil alguna vez?

Musculoskeletal history	*Antecedentes musculoesqueléticos*
Have you ever injured a:	¿Se ha lastimado alguna vez:
— bone?	— un hueso?
— muscle?	— un músculo?
— ligament?	— un ligamento?
— joint?	— una articulación?

Have you had any lasting effects?	¿La lesión ha tenido algún efecto duradero?
Have you had surgery or other treatment involving bone, muscle, joint, ligament, tendon, or cartilage?	¿Le han realizado una cirugía u otro tratamiento en un hueso, músculo, ligamento, tendón, cartílago o articulación?
Have you had X-rays of your bones?	¿Se le han tomado radiografías de los huesos?
What was X-rayed?	¿De qué hueso se le tomaron las radiografías?
Have you had blood or urine tests because of a muscle or bone problem?	¿Se le han hecho análisis de sangre o de orina a causa de un problema muscular u óseo?
Have you had joint fluid removed or a biopsy performed?	¿Se le ha extraído líquido de las articulaciones (coyunturas) o se le ha hecho una biopsia?
Point to the area.	Señale el área en la que se realizó el procedimiento.
What immunizations have you had?	¿Qué vacunas ha recibido?
— Tetanus?	— ¿Tétanos?
— Measles?	— ¿Sarampión?
— Mumps?	— ¿Paperas or parotiditis?
— Rubella?	— ¿Rubéola?
— Diphtheria?	— ¿Difteria?
— Hepatitis?	— ¿Hepatitis?
Are your immunizations up to date?	¿Está al día en sus vacunas?

Family history	Antecedentes familiares
Has anyone in your family had:	¿Hay algún miembro de su familia que tenga:
— osteoporosis?	— osteoporosis?
— gout?	— gota?
— arthritis?	— artritis?
— tuberculosis?	— tuberculosis?

Lifestyle	Estilo de vida
Do you follow an exercise schedule?	¿Sigue un plan de ejercicio?
What type of exercise do you do?	¿Qué tipo de ejercicio hace?
— Walking?	— ¿Caminar?
— Running?	— ¿Correr?
— Biking?	— ¿Andar en bicicleta?
— Lifting weights?	— ¿Levantar pesas?
— Aerobics?	— ¿Aeróbico?
— Other?	— ¿Otro?
How many times per week do you exercise?	¿Cuántas veces por semana se ejercita?
Has your current problem affected your usual exercise routine?	Su problema actual, ¿ha afectado su rutina de ejercicios habitual?
Are you now using or do you think you would be helped by using a cane, walker, or brace?	¿Usa actualmente o piensa que le ayudaría usar un bastón, un andador, o un aparato ortopédico?
Does the problem increase in cold, rainy, or damp weather?	¿Aumenta su problema cuando llueve o el tiempo es húmedo o frío?

FEMALE REPRODUCTIVE SYSTEM

Female genitalia

APARATO REPRODUCTOR FEMENINO

Los órganos genitales femeninos

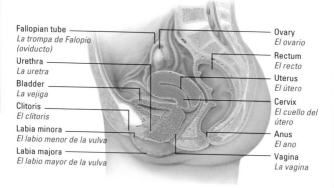

Fallopian tube
La trompa de Falopio (oviducto)

Urethra
La uretra

Bladder
La vejiga

Clitoris
El clítoris

Labia minora
El labio menor de la vulva

Labia majora
El labio mayor de la vulva

Ovary
El ovario

Rectum
El recto

Uterus
El útero

Cervix
El cuello del útero

Anus
El ano

Vagina
La vagina

Female reproductive system assessment questions	Preguntas de evaluación del aparato reproductor femenino
Do you ever bleed between menstrual periods?	¿Alguna vez ha tenido sangrado entre períodos menstruales?
Do you ever have vaginal bleeding during or after intercourse?	¿Alguna vez ha tenido sangrado vaginal mientras tiene relaciones sexuales o después de éstas?
When was your last menstrual period?	¿Cuándo tuvo su último período?

(continued)

Female reproductive system assessment questions (continued)	Preguntas de evaluación del aparato reproductor femenino (continued)
Do your periods occur regularly?	¿Sus períodos son regulares?
Is your menstrual flow:	¿Su flujo menstrual es:
— heavy?	— intenso?
— moderate?	— moderado?
— light?	— escaso?
Do you have pain?	¿Tiene dolor?
Does the pain occur before your periods?	¿El dolor se produce entre los períodos?
Does the pain occur during your periods?	¿El dolor se produce durante los períodos?
Please point to where you feel the pain.	Por favor, indique dónde siente el dolor.
Is the pain constant?	¿El dolor es constante?
How many days does the pain last?	¿Cuántos días dura el dolor?
Have you noticed any sores or ulcers?	¿Ha notado la presencia de llagas o úlceras?
— Where?	— ¿Dónde?
Are you sexually active?	¿Tiene vida sexual activa?
Do you have more than one partner?	¿Tiene más de un compañero sexual?
Does your sexual partner have signs or symptoms of an infection, such as:	Su compañero sexual tiene indicios o síntomas de una infección:
— genital sores?	— ¿Úlceras genitales?
— penile discharge?	— ¿Secreción del pene?

Do you use birth control?	¿Utiliza algún método anticonceptivo?
— If yes, what form of birth control do you use?	— De ser así, ¿cuál es el método que utiliza?
— Natural family planning	— Planificación familiar natural
— Condoms	— Condones
— Birth control pills	— Anticonceptivos orales
— IUD	— DIU
— Other	— Otros
At what age did you begin to menstruate?	¿A qué edad comenzó a menstruar?
At what age did you stop having periods?	¿A qué edad dejó de menstruar?
Do you have symptoms associated with menopause (hot flashes, mood changes, missed periods, night sweats, other)?	¿Tiene síntomas asociados con menopausia (sofocos [bochornos], cambios del estado de ánimo, períodos irregulares, sudoración nocturna, otros)?
Do you take any precautions to prevent contracting a sexually transmitted infection or HIV?	¿Toma precauciones para no contagiarse de una enfermedad de transmisión sexual o del VIH?
Have you ever had a sexually transmitted infection or other genital or reproductive system infection?	¿Ha tenido alguna vez una enfermedad de transmisión sexual u otra infección genital o del aparato reproductor?
— What was the infection?	— ¿Cuál fue la infección?
— Is the infection currently being treated or resolved?	— ¿La infección ya se encuentra en tratamiento o aliviada?
Have you had surgery for a reproductive system problem?	¿Le han realizado alguna cirugía a causa de un problema en el aparato reproductor?

(continued)

Female reproductive system assessment questions (continued)	Preguntas de evaluación del aparato reproductor femenino (continued)
Have you ever been told you have:	¿Le han dicho alguna vez que tiene:
— endometriosis?	— endometriosis?
— cysts on your ovaries?	— quistes ováricos?
— fibroids on your uterus?	— fibromas en su útero?
Have you ever been pregnant?	¿Ha estado embarazada alguna vez?
— How many times?	— ¿Cuántas veces?
— How many live births?	— ¿Cuántos nacieron vivos?
— How many abortions?	— ¿Cuántos abortos provocados?
— How many miscarriages?	— ¿Cuántos abortos espontáneos?
Have you ever had problems during pregnancy?	¿Ha tenido alguna vez problemas durante el embarazo?
Have you ever had problems conceiving?	¿Ha tenido problemas para concebir?
When was your last Pap smear?	¿Cuándo fue su último Papanicoláu?
Have you ever had an abnormal Pap result?	¿Alguna vez ha recibido un resultado anormal de Papanicoláu?
Have you received the HPV vaccine?	¿Alguna vez ha recibido la vacuna contra el VPH?
When was your last mammogram?	¿Cuándo se realizó su última mastografía (mamografía)?
Have you ever had an abnormal mammogram?	¿Alguna vez ha recibido un resultado anormal de una mastografía (mamografía)?
Do you have any breast changes?	¿Tiene cambios en las mamas?
Do you have any nipple discharge?	¿Tiene secreción por el pezón?

MALE REPRODUCTIVE SYSTEM

Male genitalia

APARATO REPRODUCTOR MASCULINO

Los órganos genitales masculinos

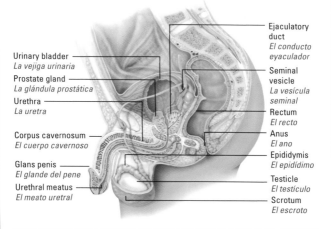

Urinary bladder
La vejiga urinaria

Prostate gland
La glándula prostática

Urethra
La uretra

Corpus cavernosum
El cuerpo cavernoso

Glans penis
El glande del pene

Urethral meatus
El meato uretral

Ejaculatory duct
El conducto eyaculador

Seminal vesicle
La vesícula seminal

Rectum
El recto

Anus
El ano

Epididymis
El epidídimo

Testicle
El testículo

Scrotum
El escroto

Male reproductive system assessment questions	Preguntas de evaluación del aparato reproductor masculino
Have you noticed any changes in the skin color on your penis or scrotum?	¿Ha notado algún cambio en el color de la piel del pene o del escroto?
Have you noticed any of the following on your penis:	¿Ha notado alguna de las siguientes afecciones en su pene?

(continued)

Male reproductive system assessment questions *(continued)*	Preguntas de evaluación del aparato reproductor masculino *(continued)*
− sore?	− ¿Llagas?
− lump?	− ¿Masas?
− ulcer?	− ¿Úlceras?
Do you have difficulty with ejaculation?	¿Tiene alguna dificultad para eyacular?
Do you have difficulty achieving and maintaining an erection during sexual activity?	¿Tiene alguna dificultad para lograr y mantener una erección durante la actividad sexual?
Do you have pain in your penis, testes, or scrotum?	¿Tiene dolor en el pene, los testículos o el escroto?
Have you felt:	¿Ha notado:
− a lump in the groin?	− una masa en la ingle?
− a painful sore in the groin?	− una llaga dolorosa en la ingle?
− tenderness in the groin?	− sensibilidad excesiva en la ingle?
When did you first notice it?	¿Cuándo lo notó por primera vez?
Have you noticed any discharge from your penis?	¿Ha notado alguna secreción del pene?
− What color is it?	− ¿De qué color es?
Have you noticed any swelling in your scrotum?	¿Ha notado una hinchazón del escroto?
When did it start?	¿Cuándo se manifestó?
Have you ever had surgery on the genitourinary tract or for a hernia?	¿Se le ha realizado alguna vez una cirugía en las vías genitourinarias o por una hernia?

Have you ever been diagnosed as having a sexually transmitted disease or any other infection in the genitourinary tract?	¿Se le ha diagnosticado alguna vez una enfermedad de transmisión sexual o cualquier otra infección de las vías genitourinarias?
Are you sexually active?	¿Es sexualmente activo?
Does your sexual partner have signs or symptoms of an infection, such as:	¿Su compañero sexual tiene indicios o síntomas de una infección como:
— genital sores?	— llagas genitales?
— discharge?	— secreción del pene?
Do you have more than one partner?	¿Tiene más de un(a) compañero(a) sexual?
Do you use birth control?	¿Utiliza métodos anticonceptivos?
— If yes, what form of birth control do you use?	— De ser así, ¿qué método utiliza?
— Natural family planning, condoms, other	— Planificación familiar natural, condones, otros
Do you take any precautions to prevent contracting a sexually transmitted infection or HIV?	¿Toma precauciones para no contagiarse de una enfermedad de transmisión sexual o de VIH?
Do you feel like you empty your bladder after you urinate?	Después de orinar, ¿tiene la sensación de que ha vaciado su vejiga?

URINARY SYSTEM

Kidneys and Urinary Tract

APARATO URINARIO

Riñones y vías urinarias

External urinary meatus
El meato urinario externo

External meatus
Glans penis
El glande del pene

Glans penis
Corpus cavernosum
El cuerpo cavernoso

Bulbourethral gland
La glándula bulbouretral

Prostatic urethra
La uretra (porción prostática)

Urethra, penile portion
La uretra (porción peneana)

Ejaculatory duct
El conducto eyaculador

Prostate gland
La próstata

Bladder neck
El cuello vesical

Ureteral orifice
Sitio de unión ureterovesical

Trigonal area
El área del trígono

Site of ureteralvesical junction
La unión ureterovesical

Superior vesical arteries
Las arterias vesicales superiores

Bladder (normal tissue)
La vejiga urinaria (tejido normal)

Superior vesical
El testículo izquierdo

Left ureter
El ureter izquierdo

Right ureter
El ureter derecho

Left testicular artery and vein
La arteria y vena testicular izquierda

Renal sinus with fat
El seno renal con tejido adiposo

Renal parenchyma
El parénquima renal

Renal pelvis
La pelvis renal

Renal pyramids
Las pirámides renales

Minor calyx
El cáliz menor

Major calyx
El cáliz mayor

Left kidney and adrenal gland (coronal-section)
El riñón y la glándula suprarrenal izquierdos (sección coronal)

Aorta
Aorta

Cava vein
Vena Cava

Right kidney and adrenal gland
El riñón y la glándula suprarrenal derechos

Right testicular artery and vein
La arteria y vena testiculares derechas

Renal assessment questions	Preguntas de evaluación renal
Do you ever feel a burning sensation when you urinate?	¿Hay veces en las que siente ardor cuando orina?
How often do you urinate each day?	¿Con qué frecuencia orina diariamente?
Does you bladder feel empty after you urinate?	¿Siente la vejiga vacía después de orinar?
What color is your urine?	¿De qué color es su orina?
Does your urine ever appear cloudy?	¿Hay veces en que la orina parece estar turbia?
— How often does this occur?	— ¿Con qué frecuencia ocurre esto?
Do you ever have difficulty starting or maintaining a urine stream?	¿Hay veces en las que tiene dificultad para comenzar o mantener el flujo de orina?
Do you have pain when you urinate?	¿Alguna vez siente dolor al orinar?
— How often?	— ¿Con qué frecuencia?
What does the pain feel like?	¿Qué tipo de dolor siente?
— Burning sensation?	— ¿Ardor?
— Dull or aching?	— ¿Sordo o mal localizado?
— Sharp or stabbing?	— ¿Punzante o como puñalada?
Do you ever have pain below the ribs near the back?	¿Alguna vez ha tenido dolor por debajo de las costillas cerca de la espalda?
Do you ever feel that you must urinate immediately?	¿Hay veces en las que siente que tiene que orinar inmediatamente?
Do you ever have urine leakage?	¿Hay veces en las que ha tenido incontinencia urinaria?
How often does it occur?	¿Con qué frecuencia ocurre esto?

(continued)

Renal assessment questions (continued)	Preguntas de evaluación renal (continued)
Have you ever had a kidney or bladder problem such as a urinary tract infection?	¿Alguna vez ha tenido problemas del riñón o de la vejiga como una infección en las vías urinarias?
Have you ever had kidney or bladder stones?	¿Alguna vez ha tenido cálculos en el riñón o en la vejiga?
Have you ever worn an external drainage device?	¿Alguna vez ha utilizado un equipo externo de drenaje?
Do you awaken at night to urinate?	¿Ha notado que se despierta durante la noche para orinar?
– How many times per night?	– ¿Cuántas veces por noche?

Endocrine system

El sistema endocrino

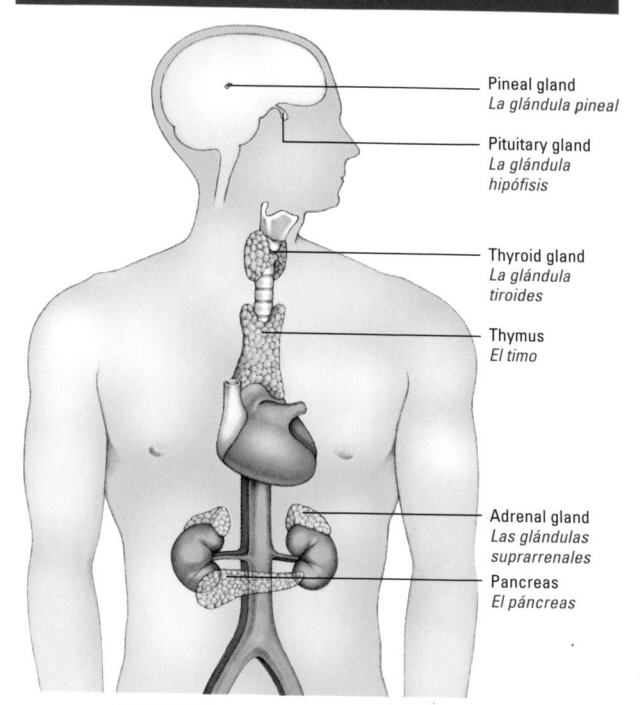

Pineal gland
La glándula pineal

Pituitary gland
La glándula hipófisis

Thyroid gland
La glándula tiroides

Thymus
El timo

Adrenal gland
Las glándulas suprarrenales

Pancreas
El páncreas

Assessment

Immune and endocrine assessment questions	Preguntas de evaluación inmunitaria y endocrina
Have you noticed unusual bleeding?	¿Ha notado un sangrado anormal?
— When did it start?	— ¿Cuándo comenzó?
— Point to where the bleeding is.	— Señale el lugar en el que se produce el sangrado.
Do you bruise easily?	¿Se le hacen moretones con facilidad?
Have you noticed blood in your stools?	¿Ha observado sangre en sus heces?
Have you noticed blood in your urine?	¿Ha percibido sangre en su orina?
Do you ever feel tired?	¿Algunas veces se siente cansado(a)?
Are you tired all the time or only after doing something strenuous?	¿Está cansado(a) todo el tiempo o sólo después de hacer una actividad agotadora?
Do you need frequent naps?	¿Toma siestas con frecuencia?
How many hours do you sleep at night?	¿Cuántas horas duerme por noche?
Have you had a fever recently?	¿Ha tenido fiebre últimamente?
Is the fever constant?	¿La fiebre es constante?
Do you ever have joint pain?	¿Alguna vez tiene dolor en las articulaciones?
— Point to where it hurts.	— Señale el lugar en el que le duele.
— Does swelling, redness, or warmth accompany the pain?	— ¿El dolor se acompaña de hinchazón, enrojecimiento o calor?
Do your bones ache?	¿Le duelen los huesos?
Have you developed any vision problems recently?	¿Ha tenido problemas de visión últimamente?

Has your hearing changed recently?	¿Ha cambiado su audición recientemente?
Have you noticed changes in the following aspects of your skin?	¿Ha notado alguno de los siguientes cambios en su piel?
— Texture	— Textura
— Color	— Color
— Other	— Otro
Have you noticed any sores that heal slowly?	¿Ha notado llagas que tardan en sanar?
Have you noticed any rashes or skin discolorations?	¿Ha notado alguna erupción o cambio de coloración de la piel?
Please point to the areas where you have noticed rashes.	Señale las áreas en las que ha notado erupciones.
Have you noticed swelling in any of the following areas?	¿Ha notado hinchazón en alguna de las siguientes areas?
— Neck	— Cuello
— Armpits	— Axilas
— Groin	— Ingles
How many times do you urinate each day?	¿Cuántas veces al día orina?
Have you noticed an increase in the amount of urine you pass?	¿Ha notado un aumento en la cantidad de orina?
When did you first notice this?	¿Cuándo lo notó por primera vez?
Have you recently gained weight unintentionally?	¿Aumentó recientemente de peso sin proponérselo?
Have you recently lost weight unintentionally?	¿Ha perdido peso últimamente sin proponérselo?

Immune and endocrine medical history	Antecedentes inmunitarios y endocrinos
Are you bothered by a persistent or recurrent cough or cold?	¿Sufre de resfriado o tos persistente o recurrente?
Do you cough up sputum?	¿Expulsa flemas al toser?
Have you had a sore throat?	¿Ha tenido dolor de garganta?
Has your appetite changed recently?	¿Ha cambiado su apetito últimamente?
Do you have an autoimmune disease?	¿Tiene una enfermedad autoinmunitaria?
Do you get sick often?	¿Se enferma con frecuencia?
If so, how long does it last?	De ser así, ¿cuánto tiempo suele permanecer enfermo?
Have you tested positive for human immunodeficiency virus?	¿Ha resultado positivo para el virus de inmunodeficiencia humana?
Have you ever had surgery?	¿Le han realizado alguna cirugía?
— Please show me where.	— Por favor, muéstreme dónde.
Have you had an organ transplant?	¿Se le ha realizado un transplante de órganos?
— What kind of transplant?	— ¿Qué tipo de transplante?
— When?	— ¿Cuándo?
Have you ever had a blood transfusion?	¿Le han realizado alguna vez una transfusión de sangre?
Have you ever had radiation treatments?	¿Ha recibido alguna vez radioterapia?
Have you ever had a brain infection, such as meningitis or encephalitis?	¿Ha tenido alguna vez una infeción cerebral, como meningitis o encefalitis?
Have you ever been diagnosed as having an endocrine or glandular problem?	¿Se le ha diagnosticado alguna vez un problema endocrino o glandular?
Or with diabetes or a thyroid issue?	¿Diabetes o problemas de la glándula tiroides?

Have you had any changes in your skin?	¿Ha experimentado algún cambio en la piel?
Have you noticed any change in the amount and distribution of your body hair?	¿Ha notado algún cambio en la cantidad y la distribución de su vello corporal?
Have you ever felt as though your heart was racing for no reason?	¿Hay veces en las que siente que el corazón le late a un ritmo exagerado sin motivo?
Do you feel hot all the time?	¿Siente calor todo el tiempo?
Do you feel cold all the time?	¿Siente frío todo el tiempo?
Do you feel like your heart is pounding?	¿Siente como si el corazón se le saliera?
Do you feel as though your mood changes frequently?	¿Siente como si su estado de ánimo cambiara frecuentemente?
Do you check your blood sugar?	¿Vigila su azúcar en sangre?
Have you noticed any changes in your feet?	¿Ha notado cambios en sus pies?
Do you experience increased thirst, increased urination, and/or increased hunger?	¿Ha percibido aumento de la sed, la cantidad de orina, o el apetito?

Family history	Antecedentes familiares
How old are your living relatives?	¿Qué edad tienen sus parientes aún con vida?
How old were those who died?	¿A qué edad murieron los otros?
What caused their deaths?	¿Qué fue lo que causó su muerte?
— Heart problems?	— ¿Problemas cardíacos?
— Diabetes?	— ¿Diabetes?
— Stroke?	— ¿Derrame cerebral?
— Cancer?	— ¿Cáncer?
— Infection?	— ¿Infección?
— Other?	— ¿Otros?
Does anyone in your family have any of the following:	¿Hay algún miembro de su familia que sufra de alguna de las siguientes afecciones?
— diabetes mellitus?	— ¿Diabetes mellitus?
— thyroid disease?	— ¿Enfermedad tiroidea?
— high blood pressure?	— ¿Hipertensión arterial?
— high cholesterol?	— ¿Colesterol alto?
— autoimmune disease or disorder?	— ¿Enfermedad o afección autoinmunitaria?
— hematologic disorder?	— ¿Enfermedad hemática (de la sangre)?

Skin, hair, and nails

PIEL, CABELLO Y UÑAS

La piel, las uñas y el cabello

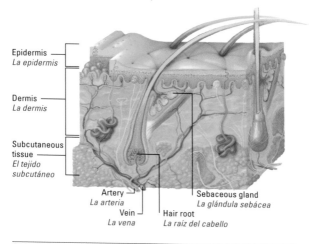

Epidermis
La epidermis

Dermis
La dermis

Subcutaneous
tissue
*El tejido
subcutáneo*

Artery
La arteria

Vein
La vena

Hair root
La raíz del cabello

Sebaceous gland
La glándula sebácea

Skin, hair, and nail assessment questions	Preguntas de evaluación de piel, cabello y uñas
Have you noticed any unusual overall or patchy hair loss?	¿Ha notado pérdida de cabello generalizada o en ciertas partes?
— Where?	— ¿Dónde?

(continued)

Skin, hair, and nail assessment questions *(continued)*	Preguntas de evaluación de piel, cabello y uñas *(continued)*
Have you had any recent exposure to any of the following?	¿Ha estado expuesto(a) a uno de los siguientes agentes?
— Radiation	— Radiación
— Chemotherapy	— Quimioterapia
— Hair chemicals	— Productos químicos para el cabello
— Scalp infections	— Infecciones del cuero cabelludo
— Bedbugs	— Chinches de cama
— Scabies	— Sarna
Have you ever had itching or flaking in your scalp?	¿Ha tenido comezón o descamación alguna vez en el cuero cabelludo?
Have you noticed any change in your nails?	¿Ha notado algún cambio en las uñas?
When did the problem start?	¿Cuándo comenzó el problema?
Do you go to a podiatrist?	¿Va con un podólogo?
Do you see a dermatologist regularly?	¿Consulta a un dermatólogo habitualmente?
Point to where the skin problem began.	Señale el lugar en el que se originó el problema dermatológico.
How would you describe your skin problem?	¿Cómo describiría su problema en la piel?
— Sore?	— ¿Llaga?
— Rash?	— ¿Erupción?
— Dryness?	— ¿Resequedad?
— Flaking?	— ¿Descamación?
— Discoloration?	— ¿Cambio de coloración?
— Itching?	— ¿Picazón (comezón)?
— Other?	— ¿Otro?

Do you have any moles?	¿Tiene lunares?
— Where?	— ¿Dónde?
— How long have you had this?	— ¿Desde cuándo?
— Has this mole changed in shape, size, or color recently?	— ¿Éstos han cambiado de forma, tamaño o color recientemente?
Have you noticed any changes in your nails?	¿Ha identificado algún cambio en sus uñas?
— Are your nails brittle or cracking?	— ¿Sus uñas son frágiles o se rompen fácilmente?
— Is the nail bed misshapen?	— ¿Tiene deformación de la uña?
Have you used any remedies to resolve your skin problem, including:	¿Ha usado alguno de los siguientes remedios para resolver su problema en la piel?
— medications?	— ¿Medicamentos?
— compresses?	— ¿Compresas?
— lotions?	— ¿Lociones?
— creams?	— ¿Pomadas?
— ointments?	— ¿Ungüentos?

Medical history	*Antecedentes personales*
Have you had any fever, discomfort, or upper respiratory or GI problems?	¿Ha tenido fiebre, malestar, problemas respiratorios o gastrointestinales?
Have you had any allergic reactions to food or other substances?	¿Ha tenido alguna reacción alérgica a alimentos u otras sustancias?
Have you recently had any other illnesses, such as heart problems, muscle aches, or infections?	¿Ha tenido recientemente cualquier otra enfermedad, como problemas del corazón, dolor de músculos o infecciones?

Family history	Antecedentes familiares
Has anyone in your family had a skin problem?	¿Algún miembro de su familia ha tenido problemas en la piel?
— Acne?	— ¿Acné?
— Skin cancer?	— ¿Cáncer de piel?
— Rash?	— ¿Erupciones?
— Tumor?	— ¿Tumores?
— Allergic reaction?	— ¿Reacciones alérgicas?
— Lupus?	— ¿Lupus?
— Psoriasis?	— ¿Psoriasis?

Lifestyle	Estilo de vida
Do you try to keep your skin healthy?	¿Cuida su piel para que esté saludable?
Do you use soap and skin creams or lotions?	¿Qué tipo de jabón y cremas o lociones usa para el cutis?
— How many times per day do you use them?	— ¿Cuántas veces por día las usa?
Do you use ointment, oil, or styling products on your hair?	¿Usa algún ungüento, aceite o producto de estilizado para el cabello?
How often do you shampoo?	¿Con qué frecuencia se lava el cabello?
Do you color your hair?	¿Se tiñe el cabello?
Are you in the sun a lot?	¿Pasa mucho tiempo bajo el sol?
Do you wear sunblock or cover your skin with clothing before going out in the sun?	¿Usa bloqueador solar o se cubre la piel con ropa antes de salir al sol?
Do you tan in tanning salons?	¿Se broncea en camas solares?

Do you have concerns about your skin problem and its treatment?	¿Qué preocupaciones tiene en relación con su problema de la piel y su tratamiento?
Have you recently experienced any stress or emotional problems?	¿Ha tenido recientemente algún problema de estrés o un problema emocional?
Has your skin problem interfered with your role as a spouse (or student, parent, or other) or with your sexuality?	¿Ha interferido su problema de la piel con su papel de esposo(a) (o de estudiante, progenitor u otro) o con su sexualidad?
Does your work expose you to any of the following:	Su trabajo, ¿lo(a) expone a cualquiera de los siguientes agentes?
— sun or other light?	— ¿El sol u otra fuente de luz?
— chemicals or other toxins?	— ¿Productos químicos u otros tóxicos?
— animals?	— ¿Animales?
— outdoors?	— ¿Exteriores?
— foreign travel?	— ¿Viajes al extranjero?

Eye

El ojo

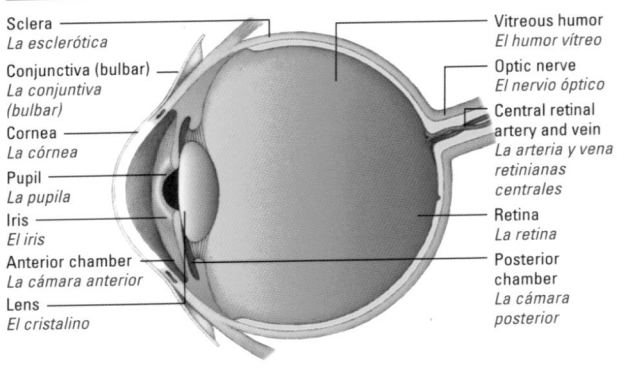

Sclera
La esclerótica

Conjunctiva (bulbar)
La conjuntiva (bulbar)

Cornea
La córnea

Pupil
La pupila

Iris
El iris

Anterior chamber
La cámara anterior

Lens
El cristalino

Vitreous humor
El humor vítreo

Optic nerve
El nervio óptico

Central retinal artery and vein
La arteria y vena retinianas centrales

Retina
La retina

Posterior chamber
La cámara posterior

Eye assessment questions	Preguntas de evaluación de los ojos
Do you have a history of high blood pressure or diabetes?	¿Tiene antecedentes de hipertensión arterial o diabetes?
Do you have blurred vision?	¿Tiene visión borrosa?
Do you experience other signs or symptoms, such as:	¿Tiene otros síntomas, como los siguientes?
— headache?	— ¿Dolor de cabeza?
— dizziness?	— ¿Mareos?

– nausea?	– ¿Náuseas?
– fainting?	– ¿Desmayos?
Do you see any of the following with the blurred vision?	¿Ve alguno de los siguientes junto con la visión borrosa?
– Spots?	– ¿Manchas?
– Floaters?	– ¿Moscas volantes?
– Halos around lights?	– ¿Halos alrededor de las luces?
– Stars?	– ¿Estrellas?
– Flashes of light?	– ¿Destellos de luz?
Do you have problems seeing?	¿Tiene problemas de la vista?
Do you have problems seeing objects close?	¿Tiene problemas para ver de cerca?
Do you have problems seeing objects far away?	¿Tiene problemas para ver de lejos?
Do you wear corrective lenses?	¿Usa anteojos?
When was your last eye appointment?	¿Cuándo fue su última cita con el oculista?
Do your eyes feel dry?	¿Siente los ojos secos?
Do you have difficulty seeing to the side but not in front of you?	¿Tiene dificultad para ver a los lados pero no al frente?
Do you have problems discerning colors?	¿Tiene problemas para distinguir los colores?
Do you have difficulty seeing at night?	¿Tiene dificultad para ver de noche?
Have you ever had eye surgery?	¿Le han realizado alguna cirugía ocular?
Have you ever had an eye injury?	¿Ha tenido alguna vez una lesión en el ojo?
Do you have eye drainage or crustiness upon waking?	¿Presenta secreciones o costras al despertar?

(continued)

Eye assessment questions *(continued)*	Preguntas de evaluación de los ojos *(continued)*
Family history	**Antedecentes familiares**
Has anyone in your family ever been treated for:	¿Hay algún miembro de su familia que haya sido tratado por alguna de estas enfermedades?
— cataracts?	— ¿Cataratas?
— glaucoma?	— ¿Glaucoma?
— blindness?	— ¿Ceguera?
— diabetes?	— ¿Diabetes?
— retinopathy?	— ¿Retinopatía?
— macular degeneration?	— ¿Degeneración macular?
Lifestyle	**Estilo de vida**
Does the air where you work or live contain anything that causes your eye problems?	¿El aire donde trabaja o vive contiene algo que le cause problemas en los ojos?
Do you take hormonal contraceptives?	¿Toma anticonceptivos hormonales?
Have your contact lenses ever bothered you since you've been using them?	¿Sus lentes de contacto alguna vez le han molestado desde que los usa?

Ear

El oído

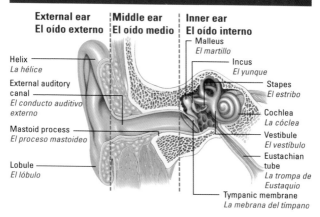

External ear
El oído externo

Middle ear
El oído medio

Inner ear
El oído interno

Helix — *La hélice*

External auditory canal — *El conducto auditivo externo*

Mastoid process — *El proceso mastoideo*

Lobule — *El lóbulo*

Malleus — *El martillo*

Incus — *El yunque*

Stapes — *El estribo*

Cochlea — *La cóclea*

Vestibule — *El vestíbulo*

Eustachian tube — *La trompa de Eustaquio*

Tympanic membrane — *La mebrana del tímpano*

Ear assessment questions	Preguntas de evaluación auditiva
Have you recently noticed a change in your hearing?	¿Ha notado últimamente un cambio en la audición?
— Which ear?	— ¿En cuál oído?
How would you describe the change?	¿Cómo describiría el cambio?
— Muffling?	— ¿Ruidos apagados?
— Ringing?	— ¿Zumbidos?
— Crackling?	— ¿Crujidos?

(continued)

Ear assessment questions _(continued)_	Preguntas de evaluación auditiva _(continued)_
— Sound of the ocean?	— ¿Como si escuchara el mar?
— Popping?	— ¿Chasquidos?
Do you have other symptoms, such as:	¿Tiene otros síntomas, como:
— pain?	— dolor?
— headache?	— dolor de cabeza?
— pressure?	— opresión?
— dizziness?	— mareos?
Have you been taking any prescription medications, over-the-counter medications, or home remedies for your ears?	¿Actualmente toma medicamentos de venta bajo receta, de venta libre o remedios caseros para los oídos?
— How many times per week do you use them?	— ¿Cuántas veces por semana los toma?
Have you noticed a ringing in your ears?	¿Ha notado un zumbido en los oídos?
— Which ear?	— ¿En qué oído?
— Does the ringing occur all the time?	— ¿Siente el zumbido todo el tiempo?
Have you ever had an ear injury?	¿Ha tenido alguna vez una lesión en el oído?
Do you suffer from frequent ear infections?	¿Sufre de infecciones frecuentes en los oídos?
Have you ever had drainage from your ears?	¿Alguna vez le han drenado los oídos?
Do you have problems hearing?	¿Tiene dificultades para esuchar?
— Is it hard to hear with background noise?	— ¿Se le dificulta escuchar cuando hay ruido de fondo?

Have you ever had problems with:	¿Ha tenido alguna vez problemas de:
— balance?	— falta de equilibrio?
— dizziness?	— mareos?
— vertigo?	— vértigo?
When was your last ear examination and hearing test?	¿Cuándo se hizo por última vez un estudio de oídos y audición?
Do you wear a hearing aid?	¿Usa algún tipo de prótesis auditiva?
— In which ear?	— ¿En qué oído?

Lifestyle	*Estilo de vida*
Do you listen to loud music or turn up the television volume?	¿Escucha música a un volumen muy alto o sube el volumen de su televisor?
Do you listen to music with headphones?	¿Escucha música con auriculares?
Are you around loud equipment, such as heavy machinery, airguns, or airplanes?	¿Está alrededor de equipos ruidosos, como maquinaria pesada, pistolas de aire comprimido o aviones?
— How long are you exposed to them per day?	— ¿Durante cuánto tiempo al día está expuesto(a) a éstos?
— Do you wear protective ear coverings when you're exposed to them?	— ¿Usa protectores para los oídos cuando está expuesto(a) a éstos?

Mouth and Throat

La boca y la garganta

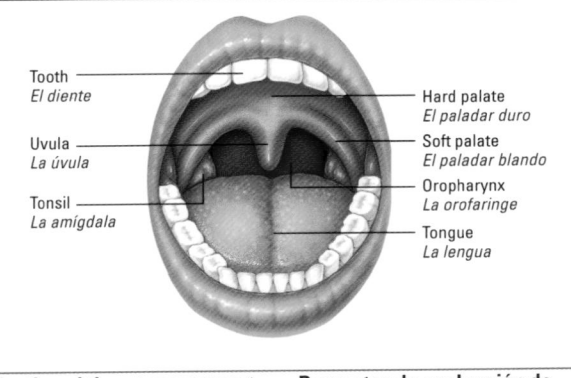

Tooth
El diente

Uvula
La úvula

Tonsil
La amígdala

Hard palate
El paladar duro

Soft palate
El paladar blando

Oropharynx
La orofaringe

Tongue
La lengua

Mouth and throat assessment questions	Preguntas de evaluación de boca y garganta
Do you have difficulty swallowing?	¿Tiene alguna dificultad para tragar?
Do you have problems swallowing foods?	¿Tiene problemas para tragar los alimentos?
Do you have a problem swallowing fluids?	¿Tiene problemas para tragar líquidos?
Do you have swelling on your face?	¿Tiene hinchada la cara?
Is the swelling in other areas, such as:	¿Tiene inflamación:
— the jaw?	— en la mandíbula (quijada)?
— behind the ear?	— detrás de la oreja?

Do other signs or symptoms accompany the swelling, such as:	¿Tiene otros síntomas que acompañan la inflamación?
— pain?	— ¿Dolor?
— tenderness?	— ¿Hipersensibilidad?
— redness?	— ¿Enrojecimiento?
— warmth?	— ¿Calor en la zona?
Do you have any hoarseness?	¿Tiene ronquera?
— When did it start?	— ¿Cuándo comenzó?
Have you noticed any changes in the sound of your voice?	¿Ha notado algún cambio en el sonido de su voz?
— When did it start?	— ¿Cuándo comenzó?
Do you have nasal discharge?	¿Tiene secreción nasal?
What color is the discharge?	¿De qué color es la secreción?
Do you have allergies?	¿Tiene alergias?
When are they worse?	¿Cuándo empeoran?
— Spring?	— ¿Primavera?
— Summer?	— ¿Verano?
— Winter?	— ¿Invierno?
— Fall?	— ¿Otoño?
Do you have any neck stiffness?	¿Tiene rigidez en el cuello?
— Does the stiffness occur at a specific time?	— ¿La rigidez se produce durante alguna hora del día en particular?
— Is pain associated with the stiffness?	— ¿La rigidez se acompaña de dolor?
Do you sometimes hear a grating sound or feel a grating sensation as if your bones are scraping together?	¿Hay veces en las que oye un crujido o siente como si los huesos se rasparan entre sí?

(continued)

Mouth and throat assessment questions *(continued)*	**Preguntas de evaluación de boca y garganta** *(continued)*
Do you have nosebleeds?	¿Tiene hemorragias nasales?
— How many per week?	— ¿Cuántas por semana?
Do you have mouth ulcers?	¿Tiene úlceras en la boca?
— Point to where they are.	— Señale su ubicación.
Have you ever had any allergies that caused breathing difficulty and a sensation that your throat was closing?	¿Ha tenido alguna vez una alergia que le haya causado dificultad para respirar y sensación de que la garganta se le cerraba?
Do you have a history of sinus infection or tenderness?	¿Tiene antecedentes de infecciones sinusales o sensibilidad anormal al tacto o la presión?
Do you grind your teeth?	¿Rechina los dientes?
Do your teeth hurt?	¿Le duelen los dientes?
Do your gums hurt or bleed?	¿Le sangran o duelen las encías?
Do you have changes in your mouth such as:	¿Tiene alguna de las siguientes alteraciones en la boca?
— sores?	— ¿Llagas?
— coating?	— ¿Placas?
— hairiness?	— ¿Vello?
Do you have dentures?	¿Utiliza dentaduras postizas?
Do you have bridges?	¿Tiene puentes?
Do you visit your dentist regularly?	¿Acude al dentista con regularidad?
When was your last dental visit?	¿Cuándo fue su última visita al dentista?

PAIN

Pain

DOLOR

Dolor

Point to the picture or number that reflects your pain level now.

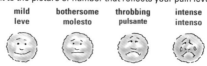

mild leve	bothersome molesto	throbbing pulsante	intense intenso

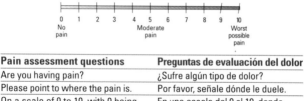

0 – 10 Numeric Pain Intensity Scale

0	1	2	3	4	5	6	7	8	9	10
No pain					Moderate pain					Worst possible pain

Pain assessment questions	Preguntas de evaluación del dolor
Are you having pain?	¿Sufre algún tipo de dolor?
Please point to where the pain is.	Por favor, señale dónde le duele.
On a scale of 0 to 10, with 0 being no pain and 10 being the worst pain you've ever felt, how would you rate the pain?	En una escala del 0 al 10, donde 0 indica ausencia de dolor y 10 indica el peor dolor que haya sentido, ¿cómo calificaría el dolor?
How would you describe your pain?	¿Cómo describiría el dolor?
— Stabbing	— Como puñalada
— Pressure	— Opresivo
— Crushing	— Aplastante
— Dull	— Sordo
— Aching	— Constante
— Sharp	— Punzante

Assessment questions for older adult patients

Preguntas de evaluación para adultos mayores

How old are you?	¿Cuántos años tiene?
Do you live alone?	¿Vive solo(a)?
With whom do you live?	¿Con quién vive?
Are you married?	¿Está casado(a)?
Are you a widow(er)?	¿Es viudo(a)?
Do you have family close by?	¿Tiene familiares que vivan cerca?
— Who?	— ¿Quién?
— How many times per week do you talk to them?	— ¿Cuántas veces por semana habla con ellos?
Do you have friends close by?	¿Tiene amigos que vivan cerca?
— How many times per week do you talk to them?	— ¿Cuántas veces por semana habla con ellos?
Whom do you call in case of an emergency?	¿A quién llama en caso de emergencia?
Do you have a telephone at home?	¿Tiene teléfono en su casa?
Do you drive a car?	¿Conduce un automóvil?
Do you have someone who takes you to your appointments?	¿Tiene alguien que lo(a) lleve a sus citas médicas?
— Who?	— ¿Quién?
Do you have someone who takes you to get food?	¿Tiene alguien que lo(a) lleve a comprar comida?
Do you have problems sleeping?	¿Tiene problemas para dormir?
How many hours of sleep each night do you get?	¿Cuántas horas duerme cada noche?
Do you take a nap during the day?	¿Toma siestas durante el día?
— For how long?	— ¿Durante cuántas horas?
Do you use pills or alcohol to help you sleep?	¿Toma pastillas o alcohol para ayudarlo a dormir?

How many medications do you take each day?	¿Cuántos medicamentos toma por día?
Do you have a list of them?	¿Tiene una lista?
Have you had an influenza vaccination?	¿Se ha vacunado contra la influenza (gripe)?
— When?	— ¿Cuándo?
Have you had a pneumococcal pneumonia vaccination?	¿Se ha vacunado contra la neumonía neumocócica?
— When?	— ¿Cuándo?
Have you had the shingles vaccine?	¿Le han aplicado la vacuna contra el herpes zóster?
— When?	— ¿Cuándo?
Do you have trouble walking around your house?	¿Tiene problemas para desplazarse en su casa?
Have you had any falls recently?	¿Se ha caído recientemente?
— How many?	— ¿Cuántas veces?
— When?	— ¿Cuándo?
Do you have problems:	¿Tiene dificultades para:
— getting out of bed?	— levantarse de la cama?
— getting out of a chair?	— levantarse de una silla?
— getting out of the shower?	— salir de la ducha?
— going up or down stairs?	— subir o bajar escaleras?
— getting dressed?	— vestirse?
— preparing meals?	— preparar alimentos?
Does anyone help you pay your bills?	¿Alguien le ayuda a pagar sus cuentas?
— Who?	— ¿Quién?
Do you have problems eating?	¿Tiene problemas para comer?
Does it hurt to chew your food?	¿Le duele al masticar la comida?
Do you wear dentures?	¿Tiene dentadura postiza?
Do you have trouble swallowing your food?	¿Tiene dificultad para tragar la comida?

Assessment questions for pregnant patients

Preguntas de evaluación para pacientes embarazadas

Do you think you may be pregnant?	¿Existe la posibilidad de que esté embarazada?
When was your last menstrual period?	¿Cuándo fue su última menstruación?
Do you know how many weeks pregnant you are?	¿Sabe cuántas semanas tiene su embarazo?
Was this pregnancy planned?	¿Este embarazo fue planificado?
Have you ever had a sexually transmitted infection?	¿Ha tenido alguna enfermedad de transmisión sexual?
Was it:	¿Fue alguna de las siguientes?
— gonorrhea?	— ¿Gonorrea?
— chlamydia?	— ¿Clamidia?
— syphilis?	— ¿Sífilis?
— herpes?	— ¿Herpes?
— HIV?	— ¿VIH?
Did you have trouble getting pregnant?	¿Tuvo dificultades para embarazarse?
How many times have you seen a doctor during your pregnancy?	¿Cuántas veces la ha revisado un doctor durante su embarazo?
Have you had any complications?	¿Ha tenido alguna complicación?
— Bleeding?	— ¿Sangrado?
— Swelling of your hands and feet?	— ¿Hinchazón de manos y pies?
— Headaches?	— ¿Dolores de cabeza?
— Diabetes?	— ¿Diabetes?
— Hypertension?	— ¿Hipertensión?

How many term births have you had?	¿Cuántos embarazos de término ha tenido?
How many preterm births have you had?	¿Cuántos embarazos pretérmino ha tenido?
— (Preterm is less than 37 weeks)	— Se considera pretérmino menos de 37 semanas
How many abortions have you had?	¿Cuántos abortos se le han practicado?
How many living children do you have?	¿Cuántos hijos vivos tiene?
Do you have adopted children?	¿Tiene hijos adoptados?
Have you used medications during this pregnancy?	¿Ha tomado algún medicamento durante este embarazo?
— Do you have a list of your medications?	— ¿Tiene una lista?
How many times have you been pregnant?	¿Cuántas veces ha estado embarazada?
— Did you have a cesarean birth?	— ¿Ha tenido algún parto por cesárea?
— Did you have any complications during labor?	— ¿Tuvo alguna complicación durante el parto?
— Did you have any complications during your pregnancy?	— ¿Tuvo alguna complicación durante el embarazo?
Do you smoke?	¿Fuma?
— How many cigarettes each day?	— ¿Cuántos cigarrillos al día?
Do you drink alcohol?	¿Bebe alcohol?
— How many drinks each day?	— ¿Cuántas bebidas al día?

(continued)

Test preparation (continued)	Preparación para estudios (continued)
Don't breathe (hold your breath).	No respire (contenga el aire).
Breathe.	Respire.
Once more.	Una vez más.
Don't talk.	No hable.
Say "Ahhh."	Diga "Ahhh."
Whisper.	Susurre.
I need to put a tourniquet on your arm.	Tengo que ponerle un torniquete en el brazo.
You'll feel pain like a pinprick.	Sentirá un dolor como un pinchazo de alfiler.
You can't drink anything before the test for ___ hours.	No puede tomar nada durante las ___ horas anteriores al análisis.
You can't eat anything before the test for ___ hours.	No puede comer nada durante las ___ horas anteriores al análisis.
You must drink this liquid before the test.	Tiene que tomarse este líquido antes del análisis.
You must have an enema before the test.	Debe realizarse un enema antes del estudio.
You'll need to empty your bladder before the test.	Deberá vaciar su vejiga antes del estudio.
I'm going to take a blood sample.	Voy a tomarle una muestra de sangre.
You need to provide a urine specimen.	Tiene que darnos una muestra de orina.
You need to relax.	Necesita relajarse.
I need to give you an injection.	Necesito aplicarle una inyección.

Physical examination	Exploración física
I'm going to examine your:	Voy a explorar:
— abdomen.	— el abdomen.
— arms.	— los brazos.
— bladder.	— la vejiga.
— breasts.	— las mamás (los senos) or el pecho.
— chest.	— el pecho.
— ears.	— los oídos.
— eyes.	— los ojos.
— feet.	— los pies.
— hair.	— el cabello.
— hand.	— las manos.
— head and neck.	— la cabeza y el cuello.
— heart.	— el corazón.
— kidneys.	— los riñones.
— legs.	— las piernas.
— lungs.	— los pulmones.
— mouth.	— la boca.
— nails.	— las uñas.
— nose.	— la nariz.
— pelvis.	— la pelvis.
— penis.	— el pene.
— rectum.	— el recto.
— reflexes.	— los reflejos.
— skin.	— la piel.
— testicles.	— los testículos.
— throat.	— la garganta.
— vagina.	— la vagina.
I'm going to take your vital signs.	Voy a tomarle los signos vitales.

(continued)

Physical examination (continued)	Exploración física (continued)
I'm going to use:	Voy a usar:
— an ophthalmoscope to examine your eyes.	— un oftalmoscopio para revisar sus ojos.
— an otoscope to examine your ears.	— un otoscopio para revisar sus oídos.
— a penlight to look in your eyes.	— una linterna de bolsillo para revisar sus ojos.
— a scale to weigh you.	— una báscula para medir su peso.
— a blood pressure cuff to take your blood pressure.	— un dispositivo para tomar su presión arterial.
— a stethoscope to listen to your lungs and breathing (heart).	— un estetoscopio para escuchar sus pulmones, respiración y corazón.
— a thermometer to take your temperature.	— un termómetro para tomar su temperatura.
— a syringe to take a blood sample.	— una jeringa para tomar una muestra de sangre.
— a tongue blade to examine your throat and mouth.	— un depresor lingual para revisar su garganta y boca.
— a visual acuity chart to test your sight.	— una prueba de agudeza visual para valorar su visión.
I'm going to take your blood pressure.	Tomaré su presión arterial.
You need to provide a urine specimen.	Usted debe proveer una muestra de orina.
I'm going to inspect your _____.	Voy a inspeccionar su(s) _____.
I'm going to listen to your _____.	Voy a escuchar su(s) _____.
I'm going to palpate your _____.	Voy a palpar su(s) _____.
I'm going to percuss your _____.	Voy a percutir su(s) _____.

Diagnostic tests	Estudios de diagnóstico
Your health care provider has pre-scribed:	Su proveedor de atención médica ha indicado:
— allergy tests.	— pruebas de alergias.
— an arthroscopy.	— una artroscopia.
— an arterial blood gas test.	— una gasometría arterial.
— an arteriogram.	— un arteriograma.
— a barium enema.	— un enema opaco (con bario).
— a biopsy.	— una biopsia.
— a blood culture.	— un cultivo de sangre.
— a blood test.	— un análisis de sangre.
— bone marrow biopsy.	— una biopsia de médula ósea.
— a brain scan.	— una tomografía cerebral.
— a breast biopsy.	— una biopsia de mama.
— a bronchoscopy.	— una broncoscopia.
— a cardiac catheterization.	— un cateterismo cardíaco.
— a cerebral arteriogram.	— un arteriograma cerebral.
— cervical biopsy.	— una biopsia cervical.
— a cholangiogram.	— un colangiograma.
— a colonoscopy.	— uña colonoscopia.
— a computed tomography scan.	— una tomografía.
— a cystoscopy.	— una cistoscopia.

(continued)

Procedures

Diagnostic tests *(continued)*	**Estudios de diagnóstico** *(continued)*
—an echocardiogram.	—un ecocardiograma.
—an electrocardiogram.	—un electrocardiograma.
—an electroencephalogram.	—un electroencefalograma.
—an electromyogram.	—un electromiograma.
—an endoscopy.	—una endoscopia.
—an excretory urography.	—una urografía excretora.
—a glaucoma test.	—un estudio de glaucoma.
—a hearing test.	—un examen de la audición.
—a liver biopsy.	—una biopsia del hígado.
—a lumbar puncture.	—una punción lumbar.
—a lung scan.	—una tomografía pulmonar.
—a magnetic resonance imaging scan.	—una resonancia magnética.
—a mammogram.	—una mastografía (mamografía).
—a Papanicolaou test.	—un estudio de Papanicoláu.
—a prostate examination.	—una exploración de próstata.
—pulmonary function tests.	—estudios de la función pulmonar.
—pulse oximetry.	—una oximetría de pulso.
—a retrograde pyelogram.	—un pielograma retrógrado.

— a sigmoidoscopy.	— una sigmoidoscopia.
— a stress test.	— una prueba de esfuerzo.
— a throat culture.	— un cultivo faríngeo.
— an ultrasound.	— un ultrasonido.
— an upper GI series.	— un estudio de tránsito digestivo superior.
— an urinalysis.	— un estudio de orina.
— a vision test.	— un examen de la vista.
— an X-ray.	— una radiografía.
Your health care provider has prescribed a blood test for:	Su proveedor de atención médica ha indicado un análisis de sangre para evaluar:
— blood cell count.	— los glóbulos rojos.
— blood clotting tests.	— pruebas de coagulación de la sangre.
— cardiac enzymes.	— las enzimas cardíacas.
— cholesterol.	— el colesterol.
— creatinine.	— la creatinina.
— glucose tolerance.	— la tolerancia a la glucosa.
— hematocrit.	— el hematócrito.
— hemoglobin.	— la hemoglobina.
— hepatitis.	— la presencia de hepatitis.

(continued)

Diagnostic tests *(continued)*	Estudios de diagnóstico *(continued)*
—HIV.	—la presencia de VIH.
—liver enzymes.	—las enzimas hepáticas.
—platelet count.	—las plaquetas.
—serum calcium level.	—el calcio en sangre.
—serum glucose level.	—la glucosa en sangre.
—serum hormone levels.	—las hormonas en sangre.
—syphilis.	—la presencia de sífilis.

Cardiovascular procedures	Procedimientos cardiovasculares
Antiembolism stocking application	**Aplicación de medias antiembólicas**
Antiembolism stockings help decrease the risk of blood clots that may form in your legs.	Las medias antiembólicas ayudan a disminuir el riesgo de formación de coágulos de sangre en las piernas.
These stockings may be used before surgery.	Estas medias pueden usarse antes de una cirugía.
The stockings are worn continuously, while in bed and while walking.	Estas medias se usan continuamente, ya sea en la cama o mientras camina.
Cardiac catheterization	**Cateterismo cardíaco**
This test shows us the arteries in your heart so we can see if there are any blockages.	Este análisis nos muestra las arterias de su corazón para que podamos ver si existe alguna obstrucción.
The cardiologist inserts a catheter through a vein into your heart and then uses dye to see the arteries.	El cardiólogo inserta un catéter a través de una vena hasta llegar a su corazón y luego usa un medio de contraste para ver las arterias.
You'll be sedated and monitored during the procedure.	Usted estará sedado(a) y monitorizado(a) durante el procedimiento.
If we find a blockage, the cardiologist may use a stent or a balloon to open the artery.	Si encontramos una obstrucción, el cardiólogo puede usar una endoprótesis (un *stent*) o un balón para abrir la arteria.
Do you have any allergies to iodine or shellfish?	¿Tiene alguna alergia al yodo o a los mariscos?

(continued)

Electrocardiography	Electrocardiograma
This test will show us the electrical activity of your heart.	Este análisis nos mostrará la actividad eléctrica de su corazón.
The test will show if you have any abnormal heart rhythms.	Este análisis indicará si tiene un ritmo cardíaco anormal.
Lie as still as possible while the procedure is performed.	Recuéstese y quédese lo más quieto(a) que pueda mientras se realiza el procedimiento.

Synchronized cardioversion	Cardioversión
Cardioversion is the delivery of an electric shock to your heart.	La cardioversión es la aplicación de una descarga eléctrica al corazón.
It's used to stop an abnormal heart rhythm.	Se utiliza para detener un ritmo cardíaco anormal.
Your heart will be continuously monitored during the procedure.	Su corazón será monitorizado continuamente durante el procedimiento.
Your heart will receive a low-energy shock.	Su corazón recibirá una pequeña descarga eléctrica.

Valsalva maneuver	Maniobra de Valsalva
Valsalva maneuver is a procedure in which you hold your breath and bear down.	La maniobra de Valsalva es un procedimiento en el que se retiene la respiración y a la vez se puja.
This maneuver can correct certain abnormal heart rhythms.	Esta maniobra puede corregir ciertos ritmos anormales del corazón.
You'll lie on your back, inhale deeply, hold your breath, and bear down as if you're trying to have a bowel movement.	Se acostará de espaldas, inhalará profundamente y pujará como si tratara de defecar.
You'll hold your breath and bear down for 10 seconds.	Contendrá la respiración y pujará durante diez segundos.
If the maneuver is successful, your heart rate will begin to slow down before you exhale.	Si la maniobra se logra, el ritmo cardíaco comenzará a disminuir antes de que exhale.

Respiratory procedures	Procedimientos respiratorios
Chest drainage	***Drenaje torácico***
Chest drainage therapy is performed to remove air, blood, or pus from the lung.	El drenaje torácico se hace para extraer aire, sangre o pus del pulmón.
It allows your lung to reinflate.	Permite que el pulmón se vuelva a inflar.
The doctor inserts a tube into your chest.	El médico introduce un tubo en el pecho.
The tube is attached to a collection container.	El tubo se conecta a un recipiente de recolección.
It's relatively painless to have the tube in place.	Es relativamente indoloro tener colocado el tubo.
Incentive spirometry	***Espirometría de incentivo***
Incentive spirometry is used to encourage you to take deep breaths.	La espirometría de incentivo se usa para alentar la respiración profunda.
It's used to help prevent problems with your lungs.	Se usa para evitar problemas con sus pulmones.
Sit up as straight as you can. Hold the mouthpiece with one hand and the meter with the other.	Siéntese lo más derecho(a) posible y sostenga la boquilla con una mano y el medidor con la otra.
Take a deep breath in and watch the meter rise.	Respire profundo y observe cómo el medidor se eleva.
Mechanical ventilation	***Ventilación mecánica***
Mechanical ventilation artificially controls or supports breathing.	La ventilación mecánica controla o posibilita la respiración de manera artificial.
Mechanical ventilation provides oxygen when you can't breathe well on your own.	La ventilación mecánica brinda oxígeno cuando una persona no puede respirar bien por su cuenta.
You'll need a breathing tube inserted.	Será necesaria la colocación de un tubo respiratorio.
You won't be able to talk while the breathing tube is in.	Usted no podrá hablar mientras tenga colocado el tubo respiratorio.

(continued)

Nebulizer treatments	Tratamientos con nebulizador
Nebulizer treatments give medication directly into your lungs.	Los tratamientos con nebulizador llevan el medicamento directamente a los pulmones.
The person giving the treatment will listen to your lungs first.	La persona que le administre el tratamiento primero escuchará sus pulmones.
You will breathe a mist of medication into your lungs.	Usted respirará una descarga de medicamento hacia los pulmones.
You should take slow, deep breaths.	Inhale despacio y profundamente.
After the treatment, someone will listen to your lungs again.	Después del tratamiento, alguien escuchará sus pulmones nuevamente.

Oxygen therapy	Oxigenoterapia
Oxygen therapy helps maintain the oxygen level in your blood.	La oxigenoterapia sirve para mantener la concentración de oxígeno en la sangre.
The curved prongs of the nasal tube go into your nose.	Las puntas curvas del tubo nasal se insertan en la nariz.
The tubing hooks behind your ears and under your chin.	Los tubos se enganchan detrás de las orejas y debajo de la barbilla (el mentón).
Don't take the oxygen off by yourself.	No se saque el oxígeno.
Don't smoke or let anyone around you smoke while you're wearing oxygen.	No fume ni permita que nadie fume a su alrededor mientras tenga puestas las puntas de oxígeno.
The oxygen can catch on fire.	El oxígeno puede producir un incendio.

GI procedures	Procedimientos digestivos
Endoscopy	*Endoscopia*
Endoscopy helps the doctor look inside your esophagus, stomach, and intestines.	La endoscopia ayuda al médico a mirar dentro del esófago, el estómago y los intestinos.
The doctor passes a tube through your mouth and into your stomach.	El médico pasa un tubo a través de la boca hasta llegar al estómago.
Your throat will be numbed and you will have medication to sedate you before the procedure begins.	Se anestesiará su garganta y le darán medicamentos para sedarlo antes de que empiece el procedimiento.
The doctor may take a biopsy of your stomach during the procedure.	Es posible que el médico tome una biopsia del estómago durante el procedimiento.
Enema administration	*Administración de enema*
You need an enema to:	Usted necesita un enema para:
— clean your bowel.	— limpiar sus intestinos.
— relieve constipation.	— aliviar el estreñimiento.
A solution will be administered into your rectum and colon.	Se le administrará una solución en el recto y el colon.
Lie on your left side with your right knee flexed.	Acuéstese sobre su lado izquierdo con la rodilla derecha flexionada.
I'm going to insert the tube into your rectum.	Voy a insertar el tubo en su recto.
Hold the solution inside for as long as possible.	Mantenga la solución adentro el mayor tiempo posible.
Ring your call bell when you need to go to the bathroom.	Toque el timbre cuando necesite ir al baño.

(continued)

Nasogastric decompression	Descompresión nasogástrica
Nasogastric decompression helps remove stomach contents through a tube inserted in the nose.	Descompresión nasogástrica es la extracción del contenido de estómago por medio de un tubo se introduce en la nariz.
You may feel slight discomfort as the tube is inserted.	Es posible que sienta una leve molestia mientras le introducen la sonda.
The tube will be connected to suction.	La sonda se conecta a un aparato de succión.
The drainage will be checked periodically for amount and color.	El color y la cantidad de drenaje se controlarán periódicamente.
You won't be able to eat or drink while the tube is in place.	No podrá comer ni beber mientras el tubo esté colocado.
Tube feeding	**Alimentación por sonda**
A tube feeding delivers nutrition through a tube directly into your stomach or intestines.	Una sonda de alimentación envía una fórmula líquida especial directamente hasta el estómago o los intestinos.
Feedings may be intermittent or continuous.	La alimentación puede ser intermitente o continua.
Depending on the health care provider's orders, you may be able to eat while receiving tube feedings.	Según las indicaciones del proveedor de atención médica, usted podría comer mientras es alimentado por sonda.

Musculoskeletal procedures	Procedimientos musculoesqueléticos
Range-of-motion exercises	*Ejercicios de amplitud de movimiento*
Range-of-motion (ROM) exercises are exercises that contract and shorten muscles.	Los ejercicios de amplitud de movimiento (AM) son los que contraen y acortan los músculos.
These exercises help improve or maintain joint mobility and improve circulation.	Estos ejercicios ayudan a mejorar o mantener la movilidad articular y mejorar la circulación.
The exercises should be performed at least twice per day.	Los ejercicios se deben hacer por lo menos dos veces al día.
ROM therapy will include:	El tratamiento con ejercicios de AM incluyen:
— flexion and extension.	— flexión y extensión.
— internal and external rotation.	— rotación interna y externa.
— abduction and adduction.	— abducción y aducción.
— supination and pronation.	— supinación y pronación.
— dorsiflexion and plantar flexion.	— dorsiflexión y flexión plantar.
— inversion and eversion.	— inversión y eversión.
Move the extremities slowly and smoothly.	Mueva las extremidades lentamente y con cuidado.
If the joint is painful, it will be supported as much as possible without causing pain.	Si duele la articulación, ésta se apoyará tanto como sea posible sin provocar dolor.
You'll receive analgesics prior to ROM therapy.	Recibirá analgésicos antes de la terapia de amplitud de movimiento.
Strengthening exercises	*Ejercicios de fortalecimiento*
Strengthening exercises help increase muscle strength.	Los ejercicios de fortalecimiento ayudan a aumentar la fuerza muscular.

(continued)

Strengthening exercises (continued)	Ejercicios de fortalecimiento (continued)
You may use weights such as:	Usted puede usar pesas como:
— barbells.	— mancuernas o barras.
— ankle or wrist cuffs.	— tobilleras o muñequeras con peso.
Contract your muscle, hold it for 6 seconds, relax, and repeat.	Contraiga el músculo, manténgalo así durante seis segundos, relaje y repita.

Traction	Tracción
Traction exerts a direct pulling force on the bones to help them move into proper position for healing.	La tracción ejerce una fuerza directa sobre los huesos para ayudar a que vuelvan a su posición correcta para sanar.
Mechanical traction exerts a pulling force on a part of the body.	La tracción mecánica ejerce una fuerza que tira de una parte del cuerpo.
Skin traction is applied directly to the skin.	La tracción cutánea se aplica directamente sobre la piel.
In skeletal traction, a pin or wire is surgically placed through the bone and then attached to the traction equipment.	En la tracción esquelética, se coloca quirúrgicamente un clavo o un alambre a través del hueso y luego se coloca en un equipo de tracción.
The overhead trapeze helps you change your position.	El trapecio que se encuentra encima de su cabeza ayuda a que pueda cambiar de posición.

Renal procedures	Procedimientos renales
Hemodialysis	*Hemodiálisis*
Hemodialysis removes wastes and other impurities from the blood.	La hemodiálisis elimina desechos y otras impurezas de la sangre.
This procedure removes blood from the body, circulates it through a purifying filter, and then returns it to the body.	Este procedimiento extrae sangre del cuerpo, la hace circular por un filtro purificador y luego la devuelve al cuerpo.
You need to have this procedure performed because your kidneys aren't working properly.	Usted necesita que se le haga este procedimiento porque sus riñones no funcionan correctamente.
For the hemodialysis procedure, you'll lie on your back with your arm supported where a blood vessel access device is used for the procedure.	Para el procedimiento de hemodiálisis, se acostará boca arriba con el brazo apoyado para utilizar un dispositivo de acceso a los vasos sanguíneos.
You'll be connected to a dialysis unit.	Estará conectado a un dispositivo de diálisis.
You'll have this procedure performed three times per week.	Este procedimiento se realizará tres veces por semana.
Lithotripsy	*Litotricia*
Lithotripsy uses ultrasound shock waves to break up a kidney stone.	La litotricia emplea ondas de choque ultrasónicas para triturar los cálculos renales.
You will be given sedation.	Se le administrarán medicamentos sedantes.
This procedure takes about 45 minutes.	El procedimiento toma cerca de cuarenta y cinco minutos.
You will excrete the stone debris through your urine.	Eliminará los restos de los cálculos por la orina.
You may have a small amount of blood in your urine.	Puede sacar una pequeña cantidad de sangre porla orina.

(continued)

Lithotripsy (continued)	**Litotricia** (continued)
You may have a stent placed in the ureter to help drain the urine.	Se le puede poner un stent en el uréter para ayudar a expulsar la orina.
Notify your care provider if you are unable to urinate.	Informe a su proveedor de atención médica si no es capaz de orinar.

Peritoneal dialysis	**Diálisis peritoneal**
Dialysis removes toxins from the body.	La diálisis elimina las toxinas del cuerpo.
The health care provider will insert a dialysis catheter into your abdomen.	El proveedor de atención médica introducirá un catéter en su abdomen.
The catheter is attached to a bag that contains the dialysis solution.	El catéter está sujeto a una bolsa que contiene la solución de diálisis.
The solution stays in your abdomen for a prescribed amount of time.	La solución permanece en su abdomen durante un plazo determinado.
You may feel cramping, shoulder aching, and fullness in the abdomen.	Usted puede sentir retortijones, dolor en el hombro o el abdomen lleno.
The procedure takes 6 to 8 hours.	El procedimiento lleva de seis a ocho horas.
You need to have dialysis five or six times each week.	Usted necesitará la diálisis cinco o seis veces por semana.

Urinary catheterization	**Sondaje urinario**
Urinary catheterization is the insertion of a drainage tube into the bladder.	El sondaje urinario es la introducción de un tubo de drenaje en la vejiga.
Catheterization may be intermittent or continuous.	El sondaje puede ser intermitente o continuo.
Do not pull on the catheter tube.	No tire del tubo del catéter.
Intermittent catheterization drains urine that remains in the bladder after urination or if you can't void naturally.	El sondaje intermitente drena la orina que queda en la vejiga después de orinar o cuando usted no puede orinar naturalmente.

Continuous catheterization uses a drainage tube to provide continuous drainage of urine.	El sondaje continuo usa un tubo para el drenaje continuo de orina.
The urine is collected in the attached collection bag.	La orina se recoge en la bolsa de recolección que se encuentra conectada.
The catheter has a small balloon inside that's inflated to prevent it from accidentally coming out of the bladder.	La sonda tiene un pequeño balón inflado para impedir que se salga accidentalmente de la vejiga.

Miscellaneous procedures	**Procedimientos diversos**
Blood transfusion	***Transfusión de sangre***
A blood transfusion adds blood to the body.	Una transfusión de sangre añade sangre a su cuerpo.
This procedure is done to replace blood that has been lost from the body.	Este procedimiento se hace para reemplazar la sangre que el cuerpo ha perdido.
Do you consent to the administration of blood products?	¿Acepta la administración de hemoderivados?
If you have a history of reactions to blood transfusions, you'll receive a medication to counteract this.	Si tiene antecedentes de reacción a la transfusión sanguínea, se le dará un medicamento para evitarlas.
You'll be observed for several hours after the transfusion.	Se le observará durante varias horas después de la transfusión.
Electrical nerve stimulation	***Estimulación eléctrica de los nervios***
Electrical nerve stimulation relieves pain by blocking the transmission of pain impulses to the brain.	La estimulación eléctrica alivia el dolor al bloquear la transmisión de impulsos de dolor al cerebro.

(continued)

Electrical nerve stimulation (continued)	Estimulación eléctrica de los nervios (continued)
The electric current is painless.	La corriente eléctrica no produce dolor.
The treatment lasts for 30 to 45 minutes and may be given 6 to 8 hours apart.	El tratamiento dura de treinta a cuarenta y cinco minutos y se puede realizar con seis a ocho horas entre cada sesión.

I.V. therapy	Medicamentos intravenosos
I.V. fluids are used to replenish water and electrolytes in the body.	Los líquidos intravenosos se usan para reponer agua y electrólitos en el cuerpo.
They're usually given when there's a deficit in water or electrolytes.	Habitualmente se usan cuando hay un déficit de agua o de electrólitos.
I'm going to insert this catheter into a vein in your hand or arm.	Voy a ponerle este catéter en una vena de la mano o del brazo.
The catheter will be attached to tubing and a bag of I.V. fluid.	Luego, el catéter se conecta a los tubos y una bolsa con líquido intravenoso.
The infusion may be regulated by a device called an I.V. pump.	La infusión se puede regular mediante un aparato que se llama "bomba intravenosa".
This device regulates how much and how fast an infusion is administered.	Este aparto regula la cantidad y la rapidez con la que se administra la infusión.
Medications can also be administered by this route.	También se pueden administrar medicamentos de esta manera.
The I.V. catheter can be capped for intermittent use.	El catéter intravenoso se puede cerrar para uso intermitente.
If the device is used for intermittent infusion, it may have to be flushed with a solution that keeps it open.	Si el aparato se usa para infusión intermitente, es posible que se tenga que limpiar con una solución que mantiene abierto el catéter.

Let your nurse know if the insertion site becomes painful or if it hurts when fluid is infused.	Avise a su enfermero(a) si el lugar de punción duele o si siente dolor cuando se administra un líquido.
Patient-controlled analgesia	***Analgesia controlada por el paciente***
Patient-controlled analgesia lets you give yourself pain medication when you need it.	La analgesia controlada por el paciente permite que se administren analgésicos cuando los necesite.
When you push the button, a pump delivers the medication into your veins.	Cuando presione el botón, una bomba enviará el medicamento hacia las venas.
You may push the button every ____ minutes.	Puede apretar el botón cada ____ minutos.
Don't let anyone else push the button for you.	No deje que ninguna otra persona presione el botón.
Venipuncture	***Venopunción***
I am going to draw blood from your veins for a test.	Voy a sacarle sangre de las venas para realizar un análisis.
You may experience slight discomfort from the tourniquet and the needle stick.	Puede sentir una leve molestia por el torniquete y la aguja.
After I draw the blood, I'm going to hold pressure here to make sure the bleeding has stopped.	Después de sacar la sangre, voy a presionar aquí para asegurarme que el sangrado se haya detenido.

Therapeutic drug classifications	Clasificación de fármacos terapéuticos
Analgesic	Analgésico
Anesthetic	Anestésico
Antacid	Antiácido
Antianginal agent	Antianginoso
Antianxiety agent	Ansiolítico
Antiarrhythmic agent	Antiarrítmico
Antibiotic	Antibiótico
Anticancer agent	Antineoplásico
Anticoagulant	Anticoagulante
Anticonvulsant	Anticonvulsivo
Antidepressant	Antidepresivo
Antidiarrheal	Antidiarreico
Antiemetic	Antiemético
Antifungal agent	Antimicótico
Antigout agent	Antigotoso
Anthelmintic	Antihelmíntico
Antihemorrhagic agent	Antihemorrágico
Antihistamine	Antihistamínico
Antihyperlipidemic agent	Hipolipemiante
Antihypertensive agent	Antihipertensivo
Anti-inflammatory agent	Antiinflamatorio
Antimalarial agent	Antimalárico *or* antipalúdico
Antiparkinsonian agent	Antiparkinsoniano
Antipsychotic agent	Antipsicótico
Antipyretic	Antipirético
Antiseptic	Antiséptico

Antispasmodic	Antiespasmódico
Antithyroid agent	Antitiroideo
Antituberculosis agent	Antituberculoso
Antitussive agent	Antitusivo
Antiviral agent	Antiviral
Bronchodilator	Broncodilatador
Cardiac glycoside	Glucósido cardíaco
Decongestant	Descongestivo
Disinfectant	Desinfectante
Diuretic	Diurético
Emetic	Emético
Fertility agent	Fármaco para la fertilidad
Hypnotic	Hipnótico
Insulin	Insulina
Laxative	Laxante
Muscle relaxant	Relajante muscular
Oral contraceptive	Anticonceptivo oral
Oral hypoglycemic agent	Hipoglucemiante oral
Sedative	Sedante
Steroid	Esteroide
Thyroid hormone	Hormona tiroidea
Tranquilizer	Tranquilizante
Vaccine	Vacuna
Vasodilator	Vasodilatador
Vitamin	Vitamina

Medication history	**Antecedentes farmacológicos**
Do you take any medications?	¿Toma medicamentos?
– Prescription?	– ¿Con receta?
– Over the counter?	– ¿De venta libre?
– Herbal drugs?	– ¿Herbolarios?
– Vitamins?	– ¿Vitaminas?
– Supplements?	– ¿Suplementos?
Do you have a list of your medications?	¿Tiene una lista de sus medicamentos?
Please write down the names of the medications you take.	Por favor, escriba los nombres de los medicamentos que toma.
How many times each day do you take each medication?	¿Cuántas veces por día toma cada medicamento?
Are you allergic to any medications?	¿Es alérgico(a) a algún medicamento?
Have you ever used or taken:	¿Ha consumido alguno de los siguientes?
– cocaine, crack, blow, rock, snow, Coke, white, or nose candy?	– ¿Cocaína, crack, farlopa, coca, nieve o perico?
– crystal meth, ice, or crank?	– ¿Metanfetaminas, cristal, tiza, meta, cristal, hielo, met o anfeta?
– ecstasy, X, E, or Molly?	– ¿Éxtasis, Adán, XTC, droga del abrazo o droga del amor?
– heroin, H, smack, or dope?	– ¿Heroína, pasta, H, dama blanca, polvo blanco o lenguazo?
– inhalants, nitrous, huffers, or poppers?	– ¿Inhalantes, óxido nitroso o *poppers*?
– ketamine, special K, vitamin K, or Ket?	– ¿Ketamina, Special K o vitamina K?
– marijuana, weed, pot, reefer, or hash?	– ¿Marihuana, mota, hierba o hachís?
– OxyContin, Oxy, Ox, OC, or O?	– ¿OxyContin, Oxy, Ox, OC u O?

— LSD, acid, Lucy, or Lucy in the sky with diamonds?	— ¿LSD, ácido o Lucy?
— bath salts, Cloud 9, or Vanilla Sky?	— ¿Sales de baño, Cloud 9 o Vanilla Sky?
— stimulants, uppers, or pep pills?	— ¿Estimulantes?
— Vicodin, Norco, vicos, or hydros?	— ¿Vicodin, Norco, *vicos* o *hydros*?
— PCP or angel dust?	— ¿PCP o polvo de ángel?

Medication administration	**Administración de medicamentos**
I need to give you:	Necesito administrarle:
— an injection.	— una inyección.
— an I.V. medication.	— un medicamento por vía intravenosa.
— a liquid medication.	— un medicamento en forma líquida.
— a medicated cream or powder.	— una crema o un polvo con medicamentos.
— a medication through your epidural catheter.	— un medicamento por el catéter epidural.
— a medication through your rectum.	— un medicamento por el recto.
— a medication under your tongue.	— un medicamento debajo de la lengua.
— some pills.	— unas píldoras.
This is how you take this medication.	Así se toma este medicamento.
If you can't swallow this pill, I can crush it and mix it in some food or liquid.	Si no puede tragar esta píldora, puedo triturarla y mezclarla con un alimento o líquido.
I need to mix this medication in juice or water.	Tengo que mezclar este medicamento en jugo (zumo) o agua.

(continued)

Medication

Medication administration (continued)	**Administración de medicamentos** (continued)
I need to give you this injection in your:	Tengo que ponerle esta inyección:
— abdomen.	— en el abdomen.
— buttocks.	— en las nalgas.
— hip.	— en la cadera
— outer arm.	— en el brazo.
— thigh.	— en el muslo.
I need to give you this medication I.V.	Tengo que administrarle este medicamento por vía intravenosa.
This medication is sublingual. This means it must be placed under your tongue to dissolve.	Este es un fármaco sublingual. Tiene que ponerlo debajo de la lengua para que se disuelva.
Some medications are coated with a special substance to protect your stomach from getting upset.	Algunos medicamentos están cubiertos con una sustancia especial para protegerle contra el malestar estomacal.
Don't chew or crush:	No mastique o triture:
— enteric-coated pills.	— comprimidos con recubrimiento entérico.
— long-acting pills.	— comprimidos de efecto prolongado.
— capsules.	— cápsulas.
— sublingual medication.	— medicamentos sublinguales.
You need to take your medications:	Tiene que tomar el medicamento:
— on an empty stomach.	— con el estómago vacío.
— before meals.	— antes de los alimentos.
— after meals.	— después de los alimentos.
— with meals or food.	— con los alimentos.
Common adverse effects of this medication include:	Entre los efectos adversos de este medicamento se encuentran:

— constipation.	— estreñimiento.
— diarrhea.	— diarrea.
— difficulty sleeping.	— dificultad para dormir.
— dry mouth.	— boca seca.
— fatigue.	— cansancio.
— headache.	— dolor de cabeza.
— itching.	— comezón (picazón).
— nausea.	— náuseas.
— rash.	— erupción.
— upset stomach.	— molestias estomacales.
— frequent urination.	— orinar con frecuencia.
Tell your health care provider if you're pregnant or breast-feeding.	Dígale a su proveedor de atención médica si está embarazada o amamantando.

Teaching your patient about medication

This medication will:	Este medicamento hará que:
— increase your blood pressure.	— su presión sanguínea suba.
— improve circulation to your _____.	— la circulación hacia su _____ mejore.
— lower your blood pressure.	— su presión sanguínea baje.
— lower your blood sugar.	— el azúcar en la sangre baje.
— make your heart rhythm more even.	— el ritmo del corazón sea más uniforme.
— raise your blood sugar.	— el azúcar en la sangre suba.
— reduce or prevent the formation of blood clots.	— se reduzca o evite la formación de coágulos sanguíneos.
— remove fluid from your body.	— su cuerpo elimine los líquidos.

(continued)

Teaching your patient about medication *(continued)*

— remove fluid from your feet, ankles, or legs.	— su cuerpo elimine el líquido de pies, tobillos o piernas.
— remove fluid from your lungs so that they work better.	— su cuerpo elimine el líquido de los pulmones para que funcionen mejor.
— remove fluid from your pancreas so that it works better.	— su cuerpo elimine el líquido del páncreas para que funcione mejor.
This medication will help your body to:	Este medicamento ayudará a su cuerpo a:
— kill the bacteria in your _____.	— eliminar la bacteria en su _____.
— slow down your heart rate.	— desacelerar los latidos del corazón.
— soften your bowel movements.	— ablandar sus heces.
— speed up your heart rate.	— acelerar los latidos del corazón.
— use insulin more efficiently.	— usar la insulina con mayor eficacia.
This medication will help you to:	Este medicamento le ayudará a:
— breathe better.	— respirar con mayor facilidad.
— fight infections.	— luchar contra infecciones.
— relax.	— relajarse.
— sleep.	— dormir.
— think more clearly.	— pensar con mayor claridad.
This medication will relieve or reduce:	Este medicamento aliviará o disminuirá:
— the acid production in your stomach.	— la producción de ácido en el estómago.
— anxiety.	— la ansiedad.
— bladder spasms.	— las contracciones en la vejiga.

— burning in your stomach or chest.	— el ardor en el estómago o el pecho.
— burning when you urinate.	— el ardor al orinar.
— diarrhea.	— la diarrea.
— constipation.	— el estreñimiento.
— muscle cramps.	— los calambres musculares.
— nausea.	— las náuseas.
— pain in your _____.	— el dolor en la (el) _____.
This medication will help your body to produce more:	Este medicamento ayudará a su cuerpo a producir más:
— antibodies.	— anticuerpos.
— clotting factors.	— factores o agentes coagulantes.
— insulin.	— insulina.
— platelets.	— plaquetas.
— red blood cells.	— glóbulos rojos.
— white blood cells.	— glóbulos blancos.
This medication will help your body to produce less:	Este medicamento ayudará a su cuerpo a producir menos:
— antibodies.	— anticuerpos.
— clotting factors.	— factores de coagulación.
— insulin.	— insulina.
— platelets.	— plaquetas.
— red blood cells.	— glóbulos rojos.
— white blood cells.	— glóbulos blancos.
This medicine or treatment will destroy:	Este medicamento o tratamiento destruirá:
— antibodies.	— anticuerpos.
— bacteria.	— bacterias.
— cancer cells.	— células cancerosas.

(continued)

Teaching your patient about medication (continued)

—factors or coagulating agents.	—factores de la coagulación o fármacos que promueven la coagulación.
—platelets.	—plaquetas.
—red blood cells.	—glóbulos rojos.
—white blood cells.	—glóbulos blancos.

What, how, when, and where

When you teach your patient about medication, use these phrases to tell him or her the route of the medication, how it's prepared, the frequency of the administration, and how to store it.

Routes	*Vías*
Intradermal	Intradérmica
I.M.	Intramuscular
I.V.	Intravenosa
Oral	Oral
Rectal	Rectal
Subcutaneous	Subcutánea
Topical	Tópica
Vaginal	Vaginal
Preparations	*Presentaciones*
Capsule	Cápsula
Cream	Crema
Drops	Gotas
Elixir	Elixir
Injection	Inyección
Inhaler	Inhalador
Lotion	Loción

Lozenge	Comprimido
Powder	Polvo
Spray	Atomizador
Suppository	Supositorio
Suspension	Suspensión
Syrup	Jarabe
Tablet	Comprimido *or* tableta
Frequency	*Frecuencia*
Once daily	Una vez al día
Twice daily	Dos veces al día
Three times daily	Tres veces al día
Four times daily	Cuatro veces al día
In the morning	Por la mañana
With meals	Con los alimentos
Before meals	Antes de los alimentos
After meals	Después de los alimentos
Before you go to bed	Antes de acostarse
When you have _____	Cuando tenga _____
Only when you need it	Sólo cuando lo necesite
Every 4 hours	Cada cuatro horas
Every 6 hours	Cada seis horas
Every 8 hours	Cada ocho horas
Every 12 hours	Cada doce horas
Storage	*Almacenamiento*
At room temperature	A temperatura ambiente
In the refrigerator	En el refrigerador *or* nevera
Out of direct sunlight	Lejos de la luz del sol
In a dry place	En un lugar seco
Away from heat	Lejos de fuentes de calor
Away from children	Lejos del alcance de los niños

Diet therapy	Tratamiento con dieta
Your health care provider has ordered a special diet for you.	Su proveedor de atención de la salud le ha recetado una dieta especial.
It's called a:	Se llama:
— diabetic diet.	— dieta para personas con diabetes.
— gluten-free diet.	— dieta sin gluten.
— high-fiber diet.	— dieta alta en fibra.
— high-protein diet.	— dieta alta en proteínas.
— lactose-free diet.	— dieta sin lactosa.
— low-calorie diet.	— dieta baja en calorías.
— low-carbohydrate diet.	— dieta baja en hidratos de carbono.
— low-fat diet.	— dieta baja en grasas.
— low-protein diet.	— dieta baja en proteínas.
— low-salt diet.	— dieta baja en sodio.
You need to reduce salt in your diet.	Necesita reducir el contenido de sal de su dieta.
Use herbs or salt substitutes to add flavor to your food.	Use condimentos o sustitutos de sal para añadirle sabor a su comida.
You need to reduce cholesterol in your diet.	Necesita reducir el colesterol de su dieta.
Eat fresh fruits and vegetables.	Coma fruta fresca y vegetales.
Eat whole grain breads, such as whole wheat and pumpernickel.	Coma pan integral, como pan de trigo entero y pan negro de centeno.
Eat dried peas and beans, such as lentils and navy, kidney, or pinto beans.	Coma chícharos (guisantes) secos y leguminosas, como lentejas, frijoles (judías) rojos, negros y pintos.

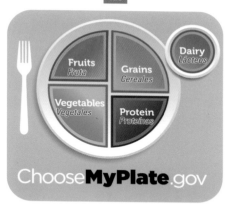

Food group recommendations	Recomendaciones sobre grupos alimentarios
Grains	***Cereales***
• Make half of your grains whole.	• Consuma la mitad en cereales integrales.
• Eat at least 3 oz of whole grain cereals, breads, crackers, rice, or pasta every day.	• Consuma al menos 3 onzas (85 g) de cereales, panes, galletas, arroz o pasta provenientes de granos integrales todos los días.
• 1 oz is about 1 slice of bread, about 1 cup of breakfast cereal, or ½ cup of cooked rice, cereal, or pasta.	• Una onza es, aproximadamente, una rebanada de pan o media taza de arroz, cereal o pasta cocidos.
Vegetables	***Vegetales***
• Vary your vegetables.	• Varíe los vegetales.

(continued)

Teaching

Vegetables (continued)	**Vegetales** (continued)
• Eat more dark green vegetables such as broccoli, spinach, and other dark leafy greens.	• Consuma mayor cantidad de vegetales de color verde oscuro, como el brócoli, la espinaca y otras hojas de color verde oscuro.
• Eat more orange vegetables such as carrots and sweet potatoes.	• Consuma mayor cantidad de vegetales de color naranja, como zanahorias y camote (batatas).
• Eat more dry beans and peas such as pinto beans, kidney beans, and lentils.	• Consuma mayor cantidad de frijoles y leguminosas, como frijoles pintos, colorados y lentejas.
Fruits	**Frutas**
• Focus on fruits.	• Enfóquese en las frutas.
• Eat a variety of fruit.	• Consuma una variedad de frutas.
• Choose fresh, frozen, canned, or dried fruit.	• Elija frutas frescas, congeladas, enlatadas o secas.
• Limit how much fruit juice you drink.	• No tome mucho jugo (zumo) de frutas.
Milk	**Productos lácteos**
• Consume calcium-rich foods.	• Coma alimentos ricos en calcio.
• Pick low-fat or fat-free when you choose milk, yogurt, and other milk products.	• Al elegir sus lácteos, opte por leche, yogur y otros productos lácteos descremados o bajos en grasas.
• If you don't or can't consume milk, choose lactose-free products or other calcium sources, such as fortified foods and beverages.	• En caso de que no consuma o no pueda consumir lácteos, elija productos sin lactosa u otras fuentes de calcio como alimentos y bebidas fortificados.
Protein foods	**Alimentos con proteína**
• Eat lean proteins.	• Escoja proteínas bajas en grasas.
• Choose low-fat or lean meats and poultry.	• Elija carnes y aves de bajo contenido graso o magras.

• Bake, broil, or grill your meat.	• Cocínelas al horno, la parrilla o la plancha.
• Vary your protein routine; choose more fish, beans, peas, nuts, and seeds.	• Varíe la rutina de proteínas que consume; consuma mayor cantidad de pescado, frijoles (judías), nueces y semillas.
For a 2,000-calorie diet, you need the amounts below from each food group. To find the amounts that are right for you, go to *https://www.choosemyplate.gov*.	En una dieta de 2 000 calorías, necesita consumir las siguientes cantidades de cada grupo de alimentos. Para consultar las cantidades correctas para usted, visite *https://www.choosemyplate.gov*.
• Grains: Eat 5 to 8 oz every day.	• Cereales: coma 5–8 onzas (140–230 g) cada día.
• Vegetables: Eat 2½ to 3 cups every day.	• Vegetales: coma 2½–3 tazas cada día.
• Fruits: Eat 1.5 to 2 cups every day.	• Frutas: coma 1.5–2 tazas cada día.
• Milk: Drink 3 cups every day; for kids ages 2 to 8, 2 cups.	• Productos lácteos: coma 3 tazas cada día; para niños de entre 2 y 8 años, 2 tazas.
• Meats and beans: Eat 5½ to 6 oz every day.	• Carnes y frijoles (judías): coma 5½–6 onzas (155–170 g) cada día.
Find your balance between food and physical activity	***Encuentre el equilibrio entre lo que come y su actividad física***
• Stay within your daily calorie needs.	• Asegúrese de mantenerse dentro de sus necesidades calóricas diarias.
• Be physically active for at least 30 minutes most days of the week.	• Manténgase físicamente activo por lo menos durante 30 minutos la mayoría de los días de la semana.
• Children and teenagers should be physically active for 60 minutes every day or most days.	• Los niños y adolescentes deberían estar físicamente activos durante 60 minutos todos los días o la mayoría de los días.

(continued)

Know the limits on fats, sugars, and salt (sodium)	Conozca los límites de las grasas, los azúcares y la sal (sodio)
• Choose healthy sources of fat.	• Elija fuentes saludables de grasas.
• Limit solid fats like butter, stick margarine, shortening, and lard as well as foods that contain these.	• Limite las grasas sólidas como la mantequilla, la margarina, la manteca vegetal y la manteca de cerdo, así como los alimentos que las contengan.
• Check the nutrition facts label to keep saturated fats, trans fats, and sodium low.	• Verifique las etiquetas de Información Nutrimental para mantener bajo el consumo de grasas saturadas, grasas *trans* y sodio.
• Choose food and beverages low in added sugars. Added sugars contribute calories with few, if any, nutrients.	• Elija alimentos y bebidas con un contenido bajo de azúcares añadidos. Los azúcares añadidos aportan calorías con pocos o ningún nutriente.

Adapted from U.S. Department of Agriculture. Available at: https://www.choosemyplate.gov/

Preoperative teaching	Información prequirúrgica
The health care provider has recommended surgery to correct your problem.	Su proveedor de atención médica ha recomendado una cirugía para corregir su problema.
You'll need to sign a consent form before surgery.	Necesita firmar un consentimiento informado antes de la cirugía.
You'll receive anesthesia during the surgery.	Será anestesiado(a) durante la cirugía.
You'll have an I.V. catheter placed in your arm.	Se le colocará un catéter intravenoso en el brazo.
Don't eat or drink anything for ____ hour(s) before surgery.	No puede tomar ni beber nada en las ____ hora(s) antes de la cirugía.
Don't take any of your medications before the surgery.	No tome ninguno de sus medicamentos antes de la cirugía.
Only take these medications before your surgery: ____	Sólo tome estos medicamentos antes de la cirugía: ____
You'll be asked to rate your pain after surgery on a 0 to 10 scale.	Se le pedirá que califique su dolor después de la cirugía en una escala del 0 al 10.
Your pain rating will let us know when to give you pain medication.	Su calificación nos dirá cuándo administrarle analgésicos.
A child's pain will be evaluated with faces that are happy or sad.	El dolor en los niños se califica con una escala de rostros que van de feliz a triste.
Let your nurse know when you are having pain.	Avise a su enfermero(a) cuando sienta dolor.
You'll receive a special preoperative medication by injection or through your I.V.	Se le dará un medicamento especial antes de la cirugía por medio de una inyección o por vía intravenosa.
You'll need to urinate before we give you the preoperative medication.	Tendrá que orinar antes de que se le dé el medicamento preoperatorio.

(continued)

Preoperative teaching	Información prequirúrgica
(continued)	*(continued)*
The preoperative medication will:	El medicamento:
— relax you.	— hará que se relaje.
— make you feel drowsy.	— hará que se sienta somnoliento(a).
— give you a dry mouth.	— hará que sienta la boca seca.
— make your vision a little blurry.	— provocará vista un poco borrosa.
— make you feel light-headed or disoriented.	— hará que se sienta un poco mareado(a) o desorientado(a).
You'll wake up in the postanesthesia care unit (PACU).	Despertará en la unidad de cuidados postanestesia (UCPA).
You'll remain in the PACU for about 1 hour or until your vital signs are stable, you're awake, and you're breathing on your own.	Permanecerá en la UCPA durante aproximadamente una hora o hasta que sus signos vitales se normalicen, haya despertado y pueda respirar por su cuenta.
You may receive oxygen through:	Es posible que reciba oxígeno a través de:
— a nasal cannula.	— una cánula nasal.
— a mask over your nose and mouth.	— una máscara sobre la nariz y la boca.
You may have a tube, catheter, or other equipment.	Puede tener un tubo, un catéter u otro aparato.
The nurse will closely monitor your vital signs.	La enfermera(o) vigilará cuidadosamente sus signos vitales.
If the health care provider wants to monitor you more closely, you may go to the intensive care unit.	Si el proveedor de atención médica quiere vigilar sus signos vitales más detalladamente, usted será trasladado(a) a la unidad de terapia intensiva.

Postoperative equipment

Use these phrases to explain to the patient about tubes, catheters, and other equipment he or she may have when he or she returns from surgery.

After the surgery, you may have:	Después de la cirugía, es posible que usted tenga:
— an I.V. placed in your arm or hand, called an *intravenous line*, to provide you with fluids or medicine.	— una vía intravenosa en su brazo o mano, por la cual se administran líquidos o medicamentos.
— an I.V. in your wrist, called an *arterial line*, to measure oxygen levels in your blood.	— una vía arterial, para medir el oxígeno en sangre.
— a tube in your nose, called a *nasogastric tube*, to drain fluids and acids from your stomach.	— un tubo en la nariz, que se llama *sonda nasogástrica*, que se usa para el drenaje de líquidos y ácidos del estómago.
— an I.V. catheter in the side of your neck or in your upper chest near your shoulder or in your groin area, called a *central line*.	— un dispositivo intravenoso a un lado del cuello o en la parte superior del tórax cerca del hombro, llamado *vía central*.
— a tube in the side or middle of your chest to reinflate your lungs or to drain fluid.	— un tubo a un lado o en medio del tórax para inflar el pulmón o para drenar líquido.
— a drainage tube or bulb inserted near the area where surgery was performed to drain secretions.	— un tubo de drenaje introducido cerca de la región donde se hizo la cirugía para eliminar secreciones.
— a very thin catheter in your back near your spine, called an *epidural catheter*, used for pain medication.	— un catéter muy delgado en la espalda cerca de la columna vertebral, que se llama *catéter epidural*, y que se usa para administrar los analgésicos.
— a device with a little light taped or clipped to your finger or toe, called a pulse oximeter, that's used to measure oxygen levels.	— un dispositivo que se llama *oxímetro de pulso*, con una pequeña luz, fijado con cinta adhesiva o pinzas a un dedo de la mano o del pie y que se usa para medir el nivel de oxígeno.

— a dressing or bandage over your incision.	— apósitos o vendajes para cubrir la incisión.
— no dressing or bandage over your incision, only stitches or metal clips.	— puntos de sutura o ganchos sobre la incisión sin ningún tipo de vendaje o apósito.

How to prevent infection	Cómo prevenir una infección
Eat well-balanced, nutritious meals.	Coma comidas balanceadas y nutritivas.
Drink at least six 8-oz glasses of water each day unless your health care provider directs otherwise.	Beba al menos seis vasos de 250 mL de agua al día a menos que su proveedor de atención médica indique lo contrario.
Get 7 to 8 hours of sleep at night and take rest breaks during the day.	Duerma de 7 a 8 horas cada noche y tome descansos durante el día.
Take your medicine exactly as your health care provider directs. Finish all antibiotics, even if you feel better.	Tome sus medicamentos siguiendo al pie de la letra las indicaciones de su proveedor de atención médica. Complete el tratamiento con antibióticos, incluso si siente mejoría.
Avoid anyone who has a cold or the flu.	No se acerque a nadie que tenga un resfriado o influenza (gripe).
Stay away from crowds.	Manténgase alejado de las multitudes.
Check with your health care provider about getting a flu shot (influenza vaccine).	Pregunte a su proveedor de atención médica sobre la vacuna contra la influenza (gripe).
Wash your hands before meals.	Lávese las manos antes de cada comida.
Wash your hands before and after using the bathroom or petting an animal.	Lávese las manos antes y después de ir al baño o acariciar un animal.
Try to avoid cuts and other accidental injuries. If you do cut or scrape yourself, wash the area with soap and water and cover it with a dry, sterile bandage.	Intente evitar cortadas u otras lesiones accidentales. Si se corta o raspa, lave la zona con agua y jabón y cúbrala con una venda seca y estéril.

Injecting insulin	Inyección de insulina

Injecting insulin

Wash your hands and assemble your equipment.

Make sure you have the correct insulin.

If the bottle is cloudy, roll it gently between your hands to mix it.

Use an alcohol swab to clean the top of the insulin bottle.

Choose where you will inject the insulin and clean the skin with an alcohol swab.

Remove the needle cover but don't touch the needle.

Pull back the plunger to the prescribed number of insulin units.

Push the needle into the rubber stopper on the insulin bottle and push the air into the bottle.

Hold the bottle and syringe in one hand and turn them so the bottle is on top.

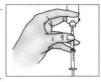

Inyección de insulina

Lávese las manos y organice su material.

Asegúrese de tener la insulina correcta.

Si el frasco está turbio, frótelo suavemente entre las manos para mezclar sus contenidos.

Use un hisopo con alcohol para limpiar la parte de arriba del frasco de insulina.

Elija dónde inyectará la insulina y limpie la piel con una torunda con alcohol.

Quite la tapa a la aguja, pero no toque la aguja.

Acomode el émbolo según la cantidad de unidades de insulina recetadas.

Coloque la aguja en el tapón de goma del frasco de insulina e introduzca el aire dentro del frasco.

Sostenga el frasco y la jeringa con una mano y gírelos de manera tal que el frasco quede arriba.

(continued)

Teaching

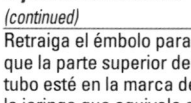

Injecting insulin
(continued)

Pull the plunger back so the top portion of the barrel is at the mark on the syringe that is equal to the number of units of insulin you need.

Remove the needle from the bottle. If there are air bubbles in the syringe, gently tap the syringe and lightly push the plunger to remove them.

Pinch the skin at the injection site and then quickly insert the needle at a 90-degree angle.

Inject the insulin. Place an alcohol swab or cotton ball over the injection site and remove the needle.

Dispose of the needle and syringe in a container approved for "sharps disposal."

Inyección de insulina
(continued)

Retraiga el émbolo para que la parte superior del tubo esté en la marca de la jeringa que equivale a la cantidad de unidades de insulina que usted necesita.

Saque la aguja del frasco. Si hay burbujas de aire en la jeringa, golpéela suavemente y presione levemente el émbolo para eliminarlas.

Pince la piel en el sitio de aplicación de la inyección y luego introduzca rápidamente la aguja en un ángulo de 90 grados.

Inyecte la insulina. Coloque un hisopo o una torunda de algodón con alcohol sobre el sitio de aplicación y quite la aguja.

Deseche adecuadamente la aguja y la jeringa en un contenedor especial para material punzocortante.

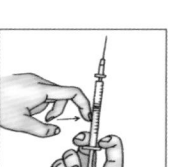

Using an oral inhaler

Inhaling your medication through a metered-dose nebulizer will help you breathe more easily.

Shake the inhaler immediately before each use.

Remove the cap from the mouthpiece.

If the cap isn't on the mouthpiece, check the mouthpiece for foreign objects.

Push the canister firmly into the plastic case.

Exhale fully through pursed lips.

Hold the nebulizer upright and close your lips around the mouthpiece.

Tilt your head back slightly.

Take a slow, deep breath and slowly depress the top of the canister with your index finger.

Utilización de un inhalador oral

La inhalación de medicamentos a través de un inhalador de dosis medidas ayudará a que respire con mayor facilidad.

Agite el inhalador antes de cada uso.

Retire la tapa de la boquilla.

Quite la tapa de la boquilla, observe que no tenga cuerpos extraños.

Presione el envase firmemente en el envase de plástico.

Exhale plenamente con los labios fruncidos.

Sostenga erguido el nebulizador y envuelva la boquilla con sus labios.

Recline levemente su cabeza hacia atrás.

Inspire hondo poco a poco y presione la parte superior del envase con su dedo índice.

(continued)

Using an oral inhaler
(continued)

Continue inhaling until your lungs feel full.

Take the mouthpiece away from your mouth, and hold your breath for several seconds.

Purse your lips and exhale slowly.

If your health care provider wants you to take more than one dose, wait a few minutes and then repeat.

When finished, rinse your mouth, gargle, and drink a few sips of fluid.

Utilización de un inhalador oral
(continued)

Siga inhalando hasta que sienta los pulmones llenos.

Retire la boquilla de su boca y contenga la respiración por algunos segundos.

Frunza los labios y exhale lentamente.

Si su proveedor de atención médica indica que consuma más de una dosis, espere algunos minutos y luego repita la operación.

Cuando termine, enjuáguese la boca, haga gárgaras y tome unos sorbos de líquido.

Proper handwashing		Lavado correcto de manos
Put your hands under running water and get them wet.	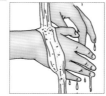	Coloque sus manos bajo el grifo y mójelas.
Lather your hands with antibacterial soap.	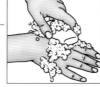	Enjabónese las manos con jabón antibacteriano.
Rub your hands together and scrub the areas between your fingers and under your nails.		Frote las manos y limpie las zonas entre sus dedos y debajo de sus uñas.
Point your hands down and rinse your hands in running water.		Ponga las manos hacia abajo y enjuáguelas bajo el grifo.

(continued)

Teaching

Proper handwashing
(continued)

When at home, dry your hands with a clean cloth or paper towel.

When in public, use a hot air dryer, if possible, or a clean paper towel.

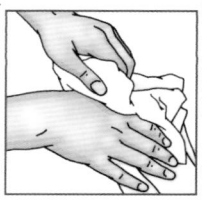

Use hand lotion if your hands are dry and itchy.

Don't use strong soap; it may dry your hands and cause an allergic reaction.

Lavado correcto de manos *(continued)*

Cuando esté en su casa, séquese las manos con un trapo limpio o una toalla de papel.

Cuando esté en lugares públicos, use un secador de manos, de ser posible, o una toalla de papel limpia.

Use loción para manos si éstas están secas y le pican.

No use un jabón fuerte, ya que puede secar las manos y provocar una reacción alérgica.

Taking a pulse	Cómo tomar el pulso
Don't check your pulse right after exercising or after eating.	No mida el pulso después de ejercitarse o después de comer.
Have a watch or a clock with a second hand nearby.	Tenga a la mano un reloj con segundero.
Place your index and middle fingers on your wrist.	Coloque los dedos índice y medio sobre su muñeca.
Count the pulse beats for 60 seconds.	Cuente los pulsos durante 60 segundos.
Write this number down along with the date and time.	Anote el número junto con la fecha y la hora.
To take your pulse during exercise:	Para tomar su pulso durante el ejercicio:
— Place two or three fingers on your windpipe and move them 2″ to 3″ to the left or right until you find the pulse.	— Coloque dos o tres dedos en la tráquea y muévalos 2 o 3 pulgadas (5–7.5 cm) hacia la izquierda o la derecha hasta encontrar el pulso.
— Count the beat for 6 seconds and then add a zero to that figure.	— Cuente los latidos durante 6 segundos y luego agregue un 0 a esa cifra.
— Write down this number along with the date and time.	— Anote este número junto con la fecha y la hora.

(continued)

Dressing change/wound care information	Información sobre cambio de vendajes y cuidado de heridas
— Gather supplies.	— Reúna su material.
— Wash your hands thoroughly.	— Lave sus manos exhaustivamente.
— Follow your health care provider's instructions for cleansing a wound and changing dressings.	— Siga las instrucciones de su proveedor de atención médica para la limpieza de heridas y cambio de vendaje.
— Report any signs of infection such as warmth, tenderness, redness, or purulent drainage.	— Informe cualquier signo de infección, como calor, dolor, enrojecimiento o secreción purulenta.
— Keep the dressing or wound area clean at all times.	— Mantenga el vendaje o el área de la herida limpia todo el tiempo.

Administering eyedrops	Administración de gotas en los ojos
Wash your hands thoroughly.	Lávese bien las manos.
If indicated on the label, shake the bottle.	Si lo indica la etiqueta, agite el envase.
Use a clean, wet cotton ball or tissue to clean secretions from around your eyes.	Use una torunda de algodón o pañuelo desechable para limpiar las secreciones de alrededor de sus ojos.
— Using one motion, wipe from the side near your nose outward.	— Con un solo movimiento, limpie desde el lado cerca de la nariz hacia fuera.
— Use a new cotton ball for each eye.	— Use una nueva torunda de algodón para cada ojo.
Tilt your head slightly backward and toward the eye you're treating.	Incline la cabeza levemente hacia atrás y hacia el ojo que esté tratando.
Pull down your lower eyelid.	Tire del párpado inferior hacia abajo.
Position the dropper over the conjunctival sac (the area between your lower lid and the white of your eye).	Posicione el cuentagotas sobre el saco conjuntival (el área entre su párpado inferior y lo blanco del ojo).
— Steady your hand by resting two fingers against your cheek or nose.	— Estabilice la mano apoyando dos dedos contra la mejilla o nariz.
Look up at the ceiling and squeeze the prescribed number of drops into the conjunctival sac.	Mire hacia el techo y coloque la cantidad de gotas indicadas en el saco conjuntival.
Close your eye briefly.	Cierre el ojo brevemente.
Open your eye and try not to blink for 30 seconds.	Abra el ojo y trate de no parpadear durante 30 segundos.
Apply gentle pressure to the corner of your eye at the bridge of your nose for 1 minute.	Aplique presión suave sobre la esquina del ojo en el tabique de la nariz durante un minuto.
Recap the medication and store it away from light and heat.	Vuelva a tapar el medicamento y guárdelo lejos de la luz y el calor.

Testing blood sugar level	Análisis de la concentración de azúcar en sangre
Gather your equipment.	Reúna su material.
Wash your hands thoroughly.	Lave sus manos exhaustivamente.
Perform a control, based on the meter manufacturer's recommendation and instructions.	Realice una toma de prueba de acuerdo con las recomendaciones e instrucciones del fabricante.
Check the expiration date of the reagent strips. Remove a reagent strip from the vial and then replace the cap.	Verifique la fecha de caducidad de las tiras reactivas. Saque una tira reactiva del frasco y coloque la tapa.
Turn on the glucose meter (if not already turned on for the control test) and insert the reagent strip.	Encienda el medidor de glucosa (si no se encuentra ya encendido para la toma de prueba) e introduzca la tira reactiva.
Wait for the display window to show that the meter is ready for the blood sample.	Espere a que la pantalla muestre que el medidor está listo para la muestra de sangre.
Choose a site on the end or side of any fingertip.	Elija un lugar en el extremo o el costado de la yema de cualquier dedo.

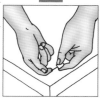

Wash your hands thoroughly and dry them.	Lave y seque bien sus manos.
Hold your hand down, and milk the blood toward the fingertip you plan to pierce.	Sostenga su mano y empuje la sangre hacia la yema del dedo con el pulgar de la misma mano.
Squeeze that fingertip with the thumb of the same hand.	Apriete la punta del dedo con el pulgar de la misma mano.
Place your fingertip (with your thumb still pressed against it) on a firm surface such as a table.	Coloque el dedo (con su pulgar aún presionándolo) sobre una superficie firme, como una mesa.
Remove the lancet's protective cap.	Quite la tapa protectora de la lanceta.
Grasp the lancet and quickly pierce your fingertip just to the side of the finger pad.	Sostenga la lanceta y pinche rápidamente la punta del dedo, justo al costado de la yema.
Remove your thumb from your fingertip and milk your finger gently until you get a large drop of blood.	Quite el pulgar del dedo y exprima suavemente el dedo hasta obtener una gota grande de sangre.

(continued)

Testing blood sugar level *(continued)*

When the display window indicates that the meter is ready, touch the drop of blood to the reagent strip at the indicated spot.

After the meter has finished the test, you can read the results from the display window.

The meter will automatically store the date, time, and results of the test.

Call your health care provider if the test results are low or extremely high.

Análisis de la concentración de azúcar en sangre
(continued)

Cuando la pantalla indique que el medidor está listo, toque la tira reactiva con el dedo con la gota en el punto indicado.

Después de que el medidor finalice el análisis, puede leer los resultados en la pantalla.

El medidor almacenará automáticamente la fecha, la hora y los resultados del análisis.

Llame a su proveedor de atención médica si los resultados del análisis son bajos o extremadamente altos.

HIV/AIDS	VIH/SIDA
Acquired immunodeficiency syndrome (AIDS) is a weakening of the immune system that makes you vulnerable to infection. AIDS is caused by the human immunodeficiency virus (HIV).	El síndrome de inmunodeficiencia adquirida (SIDA) es el debilitamiento del sistema inmunitario que hace que usted sea vulnerable a infecciones. El SIDA es causado por el virus de la inmunodeficiencia humana (VIH).
HIV may have been transmitted by unprotected contact with infected blood or body fluids.	El VIH puede ser transmitido por el contacto sin protección con sangre o líquidos corporales infectados.
You may require extensive drug therapy and must comply with your regimen.	Es posible que requiera tratamiento a largo plazo con medicamentos y debe cumplir con éste.
Results with HIV treatment are improving all the time.	Los resultados del tratamiento del VIH son cada vez mejores.
HIV is a sexually transmitted disease, so any individuals with whom you have had sexual contact should be informed of your illness.	El VIH es una enfermedad de transmisión sexual, por lo que todas las personas con las que ha mantenido relaciones sexuales deben ser informadas de su enfermedad.
Symptoms of HIV infection include:	Entre los síntomas del VIH se encuentran:
— memory loss, inability to think clearly	— pérdida de memoria, incapacidad de pensar con claridad
— persistent headache	— dolor de cabeza persistente
— high fever	— fiebre elevada
— swollen lymph nodes	— hinchazón de los ganglios linfáticos
— heavy night sweats	— sudoración nocturna excesiva
— loss of appetite	— pérdida del apetito
— severe weight loss	— disminución drástica de peso
— chronic diarrhea	— diarrea crónica
— fatigue and muscle weakness	— fatiga y debilidad muscular

Dementia	Demencia
Alzheimer's disease is one type of dementia.	La enfermedad de Alzheimer es un tipo de demencia.
Dementia is marked by gradual mental deterioration.	La demencia se caracteriza por el deterioro mental gradual.
At first, the patient may experience:	Al principio, el paciente puede:
— forgetfulness.	— estar olvidadizo.
— inability to recall recent events.	— ser incapaz de recordar hechos recientes.
— inability to concentrate.	— ser incapaz de concentrarse.
— declining personal hygiene and appearance.	— descuidar su higiene y aspecto personal.
The patient becomes disoriented and is susceptible to wandering, accidents, and falls.	El paciente se desorienta y es susceptible a caminar sin rumbo, accidentes y caídas.
The cause of dementia is unknown.	No se conoce la causa de la demencia.
There is no definitive test for dementia.	No existe una prueba definitiva para detectar la demencia.
No cure or definitive treatment exists for dementia.	No hay cura o tratamiento definitivo para la demencia.
Diagnosis is based on an accurate history from a family member and a physical and mental examination.	El diagnóstico se basa en un relato preciso de un familiar y una valoración física y mental.
Drugs may be prescribed to enhance blood circulation to the brain, to enhance the patient's mood, or to preserve cognitive function as long as possible.	Se pueden prescribir medicamentos para mejorar la circulación en el cerebro y el estado de ánimo del paciente o para mantener tanto como sea posible la función cognitiva.

Arthritis	**Artritis**
Arthritis is pain and swelling of the joints.	La artritis es el dolor y la inflamación en las articulaciones.
Osteoarthritis and rheumatoid arthritis are the most common types.	La artrosis y la artritis reumatoide son los tipos más frecuentes.
In osteoarthritis, the cartilage that covers the ends of the bones wears away.	En la artrosis, el cartílago que cubre los extremos de los huesos se desgasta.
Rheumatoid arthritis is inflammation of the joints of the hands, arms, and feet as well as the surrounding muscles, tendons, ligaments, and blood vessels.	La artritis rematoide es la inflamación de las articulaciones de las manos, los brazos y los pies, así como de los músculos, tendones, ligamentos y vasos sanguíneos adyacentes.
Treatment for osteoarthritis and rheumatoid arthritis includes anti-inflammatory drugs.	El tratamiento de la artrosis y la artritis reumatoide incluye antiinflamatorios.

Osteoarthritis of the knee
Artrosis de la rodilla

Right knee
Rodilla derecha

Erosion of cartilage
Erosión de cartílago

Joint space narrowing
Estrechamiento del espacio articular

Osteophyte
Osteofito

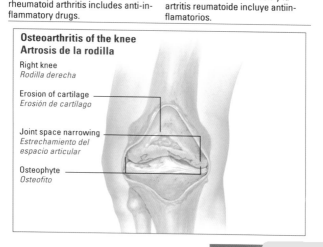

Asthma	Asma
Asthma is a treatable lung condition caused by inflamed and hypersensitive airways that produce thick secretions and become narrowed.	El asma es una enfermedad pulmonar tratable provocada por la inflamación o la hipersensibilidad de las vías respiratorias que producen secreciones espesas y se estrechan.
Symptoms range from wheezing and shortness of breath to respiratory failure.	Los síntomas van desde sibilancias y falta de aire hasta insuficiencia respiratoria.
It may be triggered by:	Puede ser causada por:
— a severe respiratory infection.	— infección respiratoria grave.
— Exercise.	— actividad física.
— irritants.	— sustancias irritantes.
— emotional stress.	— estrés emocional.
— fatigue.	— fatiga.
— cold weather.	— clima frío.
An asthma attack may cause difficulty breathing that gets worse, coughing, wheezing, and chest tightness.	Un ataque de asma puede provocar dificultad para respirar que empeora con el tiempo, tos, sibilancias y opresión torácica.
Treatment may involve:	El tratamiento puede incluir:
— avoiding or removing precipitating factors.	— evitación o eliminación de los factores desencadenantes.
— drugs that open the airways and decrease inflammation.	— medicamentos que abren las vías respiratorias y disminuyen la inflamación.

Asthmatic bronchus
Bronquio asmático

Bronchospasm
Broncoespasmo

Inflamed surface epithelium
Epitelio superficial inflamado

Mucus plug
Tapón de moco

Mucus buildup
Acumulación de moco

Enlarged smooth muscle
Crecimiento de músculo liso

Inflamed bronchial tissue
Tejido bronquial inflamado

Cancer	Cáncer
Cancer is a general term to describe an abnormal and malignant growth or tumor in the body.	*Cáncer* es un término general para describir un crecimiento o tumor anormal y maligno en el cuerpo.
Cancer cells continue to grow and divide and can spread to other parts of the body.	Las células cancerígenas siguen creciendo y dividiéndose y pueden extenderse a otras partes del cuerpo.
The spread of a tumor to a new site is called metastasis.	La extensión de un tumor a una zona nueva se llama *metástasis*.
Treatment depends on the site and stage of the cancer and can include:	El tratamiento depende del lugar y la etapa en la que se encuentra el cáncer y puede incluir:
— radiation.	— radiación.
— chemotherapy.	— quimioterapia.
— medications to control the adverse effects of the cancer therapy.	— medicamentos para controlar los efectos adversos del tratamiento contra el cáncer.
— complementary or alternative treatment modalities.	— tratamientos complementarios o alternativos.

Cirrhosis (chronic liver disease)	Cirrosis (enfermedad crónica del hígado)
Cirrhosis is a long-term chronic condition in which your liver is permanently damaged.	La cirrosis es una enfermedad crónica en la que el hígado se encuentra dañado permanentemente.
Cirrhosis develops as a result of certain medical conditions like hepatitis or prolonged drinking of alcohol.	La cirrosis se desarrolla como consecuencia de ciertas afecciones como hepatitis o consumo crónico de alcohol.

(continued)

Cirrhosis (chronic liver disease) *(continued)*	**Cirrosis (enfermedad crónica del hígado)** *(continued)*
Symptoms of cirrhosis include yellowing of the skin and eyes, itching, fluid buildup in the stomach, weight loss, easy bruising, and low energy.	Los síntomas de la cirrosis incluyen piel y ojos amarillos, comezón, acumulación de líquido en el abdomen, pérdida de peso, moretones de aparición fácil y falta de energía.
Cirrhosis cannot be cured. Treatment is based on the underlying cause.	La cirrosis no es curable. El tratamiento se basa en eliminar la causa subyacente.
A liver transplant may be necessary.	Es posible que requiera un trasplante hepático.

Coronary artery disease	**Enfermedad de las arterias coronarias**
In coronary artery disease (CAD), the arteries that supply blood to the heart are blocked, slowing, or blocking the flow of blood to the heart muscle.	En la enfermedad de las arterias coronarias (EAC), las arterias que suministran sangre al corazón disminuyen o interrumpen el paso de la sangre al corazón.
The blockage may be caused by fatty plaque or a blood clot.	La obstrucción puede ser causada por una placa de grasa o un coágulo de sangre.
If the blockage isn't removed, it may completely block the artery and cause a heart attack.	Si la obstrucción no se elimina, puede bloquear completamente la arteria y provocar un ataque cardíaco.
Treatment for CAD may include drugs to improve blood flow and oxygen supply to your heart.	El tratamiento de la EAC puede incluir medicamentos para mejorar el flujo sanguíneo y el suministro de oxígeno al corazón.
Be sure to follow the prescribed drug therapy and diet.	Es importante que siga el tratamiento prescrito y la dieta.

Depression	Depresión
Depression is a mood disorder that affects the way you feel and how you handle daily activities.	La depresión es un trastorno del estado de ánimo que afecta la forma en la que las personas se sienten y afrontan las actividades diarias.
Symptoms of depression include feeling down, blue, hopeless, irritable, or withdrawn for more than 2 weeks.	Los síntomas de la depresión incluyen ánimo apagado, tristeza, desesperanza, irritabilidad y aislamiento durante más de dos semanas.
Other symptoms may include digestive problems, sleep issues, difficulty concentrating or making decisions, and thoughts of death or suicide.	Otros síntomas pueden incluir problemas digestivos, alteraciones del sueño, dificultad para concentrarse o tomar decisiones y pensamientos de muerte o suicidio.
Treatment for depression includes medication and psychotherapy.	El tratamiento de la depresión incluye medicamentos y psicoterapia.
Immediately report thoughts of harming yourself or others to your health care provider	Informe a su proveedor de atención médica de inmediato si piensa hacerse daño a usted mismo o a otros.

Diabetes mellitus	Diabetes mellitus
Diabetes mellitus is a chronic disorder in which the body produces little or no insulin or resists the insulin it does produce.	La diabetes mellitus es un padecimiento crónico en el que el cuerpo produce poco o nada de insulina o crea resistencia a la insulina que sí logra producir.
You may need to take regular doses of insulin.	Es posible que necesite aplicar dosis regulares de insulina.
If your diabetes isn't controlled by diet or taking insulin, you could develop complications that could be life threatening.	Si su diabetes no se controla a través de dieta o insulina, es posible que desarrolle complicaciones que representan una amenaza para su vida.
You may need to adjust your dietary and/or insulin regimen if you have a cold, the flu, or an upset stomach.	Es posible que deba realizar ajustes a su tratamiento si tiene un resfriado, influenza (gripe) o problemas estomacales.
In case your blood sugar becomes low, you should carry a fast-acting carbohydrate such as candy.	Si la glucosa en sangre está baja, deberá llevar consigo un hidrato de carbono de acción rápida, como un caramelo.
Wear medical identification jewelry or carry a medical identification card.	Use pulseras o accesorios de identificación médica o lleve una tarjeta de identificación médica.

Type 1 and type 2 diabetes mellitus
Diabetes mellitus tipo 1 y tipo 2

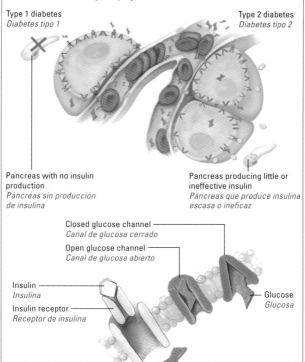

Type 1 diabetes
Diabetes tipo 1

Type 2 diabetes
Diabetes tipo 2

Pancreas with no insulin production
Páncreas sin producción de insulina

Pancreas producing little or ineffective insulin
Páncreas que produce insulina escasa o ineficaz

Closed glucose channel
Canal de glucosa cerrado

Open glucose channel
Canal de glucosa abierto

Insulin
Insulina

Insulin receptor
Receptor de insulina

Glucose
Glucosa

Heart failure	Insuficiencia cardíaca
In heart failure, the heart can't pump enough blood to meet the body's needs.	En la insuficiencia cardíaca el corazón no bombea sangre suficiente para cubrir las necesidades del cuerpo.
Heart failure can be caused by a muscle abnormality or by a mechanical problem.	La insuficiencia cardíaca puede ser causada por una anormalidad del músculo cardíaco o un problema mecánico.
To determine if you have heart failure, these tests may be ordered:	Para determinar si tiene insuficiencia cardíaca, se pueden solicitar los siguientes análisis:
– electrocardiogram	– electrocardiograma
– chest X-ray	– radiografía de tórax
– echocardiogram	– ecocardiograma
Treatment for heart failure may include:	El tratamiento para la insuficiencia cardíaca puede incluir:
– physical activity or exercise.	– actividad física o ejercicio.
– a low-salt diet.	– dieta baja en sodio.
– long-term drug therapy.	– tratamiento de largo plazo con medicamentos.
– diuretics.	– diuréticos.
– heart medications.	– medicamentos para el corazón.
Notify your health care provider promptly if you gain 3 to 5 lb in a week.	Informe a su proveedor de atención médica de inmediato si aumenta de 3 a 5 libras (1.5-3 kg) en una semana.

High cholesterol	Colesterol alto
High cholesterol is the increase in lipid and lipoprotein levels.	El colesterol alto es el aumento en las concentraciones de lípidos y lipoproteínas.
Several factors may cause high cholesterol, including genetics, diet, and other diseases.	Diversos factores pueden causar colesterol alto, entre ellos la genética, la dieta y otras enfermedades.
High cholesterol can cause various other problems, such as a heart attack.	El colesterol alto puede provocar muchos otros problemas, como un ataque cardíaco.
To determine if you have high cholesterol, a laboratory test may be ordered.	Para determinar si tiene colesterol alto, se puede prescribir una prueba de laboratorio.
The first goal of treatment is to identify and treat any underlying disorder that may be contributing to your high cholesterol.	El primer objetivo del tratamiento es identificar y tratar cualquier anormalidad subyacente que pueda contribuir al colesterol alto.
Management involves cutting down on your cholesterol intake and increasing exercise.	El tratamiento incluye reducir la ingesta de colesterol y hacer más ejercicio.
Weight reduction may be a priority.	Posiblemente se requiera bajar de peso.
Drug therapy may be prescribed to lower plasma triglycerides or cholesterol levels.	Se puede indicar tratamiento con medicamentos para bajar las concentraciones de colesterol o triglicéridos en la sangre.

Hypertension	Hipertensión
In hypertension, also called high blood pressure, the blood exerts too much pressure on the walls of the arteries.	En la hipertensión, también denominada *presión arterial alta*, la sangre ejerce demasiada presión contra las paredes de las arterias.
Hypertension can cause damage to the heart, kidneys, brain, and eyes.	La hipertensión puede dañar el corazón, los riñones, el cerebro y los ojos.
Uncontrolled blood pressure may cause a stroke or heart attack.	La presión arterial no controlada puede causar un derrame cerebral o ataque cardíaco.
Treatment for hypertension includes making changes in your lifestyle, including:	El tratamiento de la hipertensión incluye cambios en su estilo de vida, como:
— losing weight.	— reducción de peso.
— stopping smoking.	— dejar de fumar.
— exercising regularly.	— ejercicio regular.
— reducing alcohol consumption.	— disminución del consumo de alcohol.
— reducing salt intake.	— disminución de la ingesta de sal.
You may need to take drugs called antihypertensives to control your blood pressure.	Es posible que necesite tomar medicamentos llamados *antihipertensivos* para controlar su presión arterial.

Influenza	Influenza (gripe)
Influenza is a viral infection that is easily spread.	La influenza o gripe es una infección viral que se disemina con facilidad.
Influenza spreads from person to person by tiny droplets when people cough, sneeze, or talk.	La influenza se transmite de persona a persona mediante pequeñas gotas que se emiten al toser, estornudar o hablar.

Symptoms of influenza may include fever, cough, sore throat, body aches, fatigue, headache, and sometimes diarrhea and vomiting.	Los síntoimas de la influenza pueden incluir fiebre, tos, irritación de garganta, dolor muscular, fatiga, dolor de cabeza y, en ocasiones, diarrea y vómitos.
Influenza may be treated with an antiviral medication if it is caught early. Otherwise, treatment is based on symptoms.	La influenza puede ser tratada mediante antivirales si se detecta a tiempo. De lo contrario, sólo se tratan los síntomas.

Myocardial infarction	**Infarto de miocardio**
In an heart attack, or a myocardial infarction (MI), one of the heart's arteries fails to deliver enough blood to the part of the heart muscle it serves.	En el ataque cardíaco o infarto de miocardio (IM), una de las arterias del corazón deja de suministrar suficiente sangre a la porción del músculo cardíaco que le corresponde.
The reduced blood flow causes destruction of the localized area of the heart.	La reducción de la circulación causa la destrucción de un área localizada del corazón.
If treatment is delayed, the person can die.	Si se demora en efectuar el tratamiento, la persona puede morir.
You may receive drugs to:	Es posible que reciba medicamentos para:
— reduce the workload of the heart.	— reducir la carga de trabajo del corazón.
— stabilize heart rhythm.	— estabilizar el ritmo cardíaco.
— relieve chest pain.	— aliviar el dolor en el pecho.

(continued)

Myocardial infarction *(continued)*	Infarto de miocardio *(continued)*
Make sure you understand and follow your prescribed drug therapy and other treatments.	Asegúrese de comprender y seguir su tratamiento con medicamentos y de otros tipos.
Call 911 if you have chest pain. A family member or the emergency department can notify your health care provider.	Llame al número 911 si tiene dolor en el tórax. Un miembro del servicio de urgencias puede avisar a su proveedor de atención médica.
If you smoke cigarettes, you must stop.	Si fuma cigarrillos, debe dejar de hacerlo.
You may need to change your diet to cut down on salt, fat, and cholesterol.	Es posible que necesite cambiar su dieta para reducir la ingesta de sal, grasas y colesterol.

Zones of myocardial infarction
Zonas de infarto de miocardio

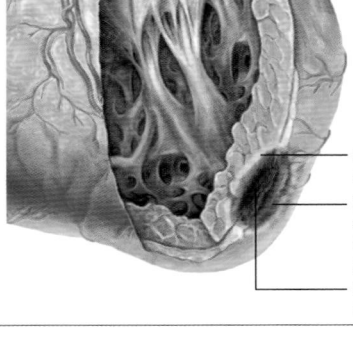

Reversible ischemia
Isquemia reversible

Severe ischemia (recovery possible with revascularization)
Isquemia grave (recuperación posible con revascularización)

Necrosis
Necrosis

Nephritis	Nefritis
Nephritis is an inflammation of the kidneys.	La nefritis es la inflamación de los riñones.
Nephritis is caused by allergic reactions to medications or an autoimmune reaction.	Esta afección es causada por reacciones alérgicas a medicamentos o autoinmunitarias.
Symptoms of nephritis may include pelvic pain; pain or burning on urination; frequency of urination; urine that is cloudy, bloody, or filled with pus; vomiting; fever; and swelling of the face and feet.	Los síntomas incluyen dolor pélvico, dolor o ardor al orinar, orinar poca cantidad de orina frecuentemente, orina turbia, con sangre o con pus, vómitos, fiebre e hinchazón de la cara y los pies.
Treatment is based upon the underlying condition and may include antibiotics.	El tratamiento se basa en atender la causa subyacente y es posible que incluya antibióticos.
Dialysis may be necessary.	En ocasiones es necesaria la diálisis.

Obesity	Obesidad
Obesity is an excess of body fat (generally, 20% or more above your ideal weight).	La obesidad es un exceso de grasa corporal (por lo general, 20% o más por encima del peso ideal).
Obesity may have several causes, including:	La obesidad puede tener diversas causas, entre las que se encuentran:
— eating too many calories (especially of non–nutrient-dense foods).	— consumo excesivo de calorías (sobre todo de alimentos no nutritivos)
— lack of exercise.	— falta de ejercicio.
— genetic predisposition.	— predisposición genética.
— hormone imbalance.	— desequilibrios hormonales.
Serious complications, such as breathing problems, heart problems, and diabetes, may result from obesity.	La obesidad puede provocar complicaciones graves, como problemas para respirar, problemas cardíacos y diabetes.
We need to check your height and weight and calculate your body mass index (BMI).	Necesitamos determinar su estatura y peso y calcular su índice de masa corporal (IMC).

(continued)

Obesity *(continued)*	Obesidad *(continued)*
Body mass index (BMI) is calculated as we measure the thickness of subcutaneous fat folds to determine your total body fat.	Además de calcular su IMC, medimos el espesor de los pliegues de grasa subcutánea para determinar la grasa corporal total.
You may have to maintain improved eating and exercise patterns for the rest of your life.	Es posible que tenga que mantener mejores hábitos de alimentación y ejercicio por el resto de su vida.
In some cases, you may be a candidate for surgery to help you lose weight.	En algunos casos, es posible que sea candidato para realizarse una cirugía para ayudarlo a bajar de peso.

Parkinson's disease	Enfermedad de Parkinson
Parkinson's disease is caused by a decrease in the amount of chemicals in the brain.	La enfermedad de Parkinson es causada por una disminución en la cantidad de químicos en el cerebro.
Signs or symptoms of Parkinson's disease include:	Entre los síntomas de la enfermedad de Parkinson se encuentran:
— muscle rigidity.	— rigidez muscular.
— absence of voluntary motion.	— ausencia de movimiento voluntario.
— involuntary tremors.	— temblor involuntario.
There is currently no cure for Parkinson's disease.	Actualmente no existe una cura para la enfermedad de Parkinson.
Treatment aims to reduce symptoms and may include drugs, physical therapy, and surgery.	El tratamiento tiene como objetivo reducir los síntomas y puede incluir medicamentos, terapia física y cirugía.
If you have difficulty eating, eat small, frequent meals.	Si tiene dificultad para comer, coma en poca cantidad y con mucha frecuencia.
Take your medications exactly as prescribed.	Tome sus medicamentos siguiendo al pie de la letra las indicaciones médicas.
Take household safety measures to prevent accidents.	Tome medidas de seguridad en el hogar para evitar accidentes.

Pneumonia	Neumonía
Pneumonia results when the lungs become filled with a fibrous material, and oxygen exchange is inadequate.	La neumonía se produce cuando los pulmones se llenan de un material fibroso y el intercambio de oxígeno es inadecuado.
Pneumonia is commonly caused by a virus or bacteria that infects the lungs.	La neumonía habitualmente es causada por un virus o bacteria que infecta los pulmones.
Symptoms may include coughing, chest pain, chills, and fever.	Entre los síntomas se pueden encontrar la tos, el dolor de tórax, los escalofríos y la fiebre.
Treatment involves antibiotic therapy.	El tratamiento incluye el uso de antibióticos.
The type of antibiotic therapy varies depending upon the cause of the pneumonia.	El tipo de tratamiento con antibióticos depende de la causa de la neumonía.
Get yearly flu shots and a vaccine against pneumonia if you are over 65 years old or have a chronic illness, chronic obstructive pulmonary disease, heart disease, sickle cell disease, drink alcohol regularly, smoke, or have cochlear implants.	Vacúnese contra la influenza y la neumonía todos los años si tiene más de 65 años de edad, alguna enfermedad crónica, enfermedad pulmonar obstructiva crónica, enfermedad cardíaca, anemia falciforme, bebe alcohol con regularidad, fuma o cuenta con implantes cocleares.

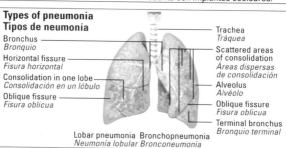

Types of pneumonia
Tipos de neumonía

Bronchus
Bronquio

Horizontal fissure
Fisura horizontal

Consolidation in one lobe
Consolidación en un lóbulo

Oblique fissure
Fisura oblicua

Trachea
Tráquea

Scattered areas of consolidation
Áreas dispersas de consolidación

Alveolus
Alvéolo

Oblique fissure
Fisura oblicua

Terminal bronchus
Bronquio terminal

Lobar pneumonia   Bronchopneumonia
Neumonía lobular   Bronconeumonía

Renal failure	Insuficiencia renal
Renal failure is a sudden or gradual loss of kidney function.	La insuficiencia renal es la pérdida repentina o gradual de la función de los riñones.
Renal failure can cause:	La insuficiencia renal puede provocar:
— decreased urination.	— orinar con menor frecuencia.
— nausea.	— náuseas.
— vomiting.	— vómitos.
— constipation.	— estreñimiento.
— itchy skin.	— comezón en la piel.
— headache.	— dolor de cabeza.
— confusion.	— confusión.
— high blood pressure.	— presión arterial alta.
— uremia.	— uremia.
To determine if you have renal failure, these tests may be ordered:	Para determinar si usted tiene insuficiencia renal, se pueden solicitar los siguientes estudios:
— blood test	— análisis de sangre
— urine test	— análisis de orina
— ultrasound	— ecografía
— X-ray of the kidney, ureter, and bladder	— radiografía de riñones, uréteres y vejiga
You may receive medications to improve blood flow to your kidneys or to stimulate urine production.	Posiblemente reciba medicamentos para mejorar el flujo sanguíneo a sus riñones o estimular la producción de orina.
You may undergo hemodialysis or peritoneal dialysis.	Es posible que se le realice hemodiálisis o diálisis peritoneal.
You'll need to restrict your diet and fluid intake.	Necesitará limitar su dieta e ingesta de líquidos.

Seizure disorder	Crisis convulsivas
Seizures are sudden events that are linked to abnormal nerve conduction in the brain.	Las crisis convulsivas son sucesos repentinos relacionados con la conducción nerviosa anormal en el cerebro.
Seizures can be caused by:	Las crisis convulsivas pueden tener como causa:
— birth trauma.	— traumatismo durante el parto.
— lack of oxygen.	— falta de oxígeno.
— infection.	— infecciones.
— brain tumors.	— tumores cerebrales.
— toxins.	— toxinas.
— strokes.	— derrames o coágulos cerebrales.
Several different kinds of seizures exist; symptoms may include:	Existen diversos tipos de crisis convulsivas; entre los síntomas pueden estar:
— uncontrolled moving on extremities.	— movimiento no controlado de las extremidades.
— loss of consciousness.	— pérdida de la consciencia.
— stiff body.	— rigidez corporal.
— trouble breathing.	— dificultad para respirar.
Seizures are treated with drugs.	Las crisis convulsivas se tratan con medicamentos.
Treatment is specific to the type of seizure.	El tratamiento es específico para cada tipo de crisis convulsiva.
Treatment is intended to reduce the frequency of seizures or prevent their occurrence.	El objetivo del tratamiento es disminuir la frecuencia de las crisis convulsivas o evitar que ocurran.
You may not be able to drive; follow your health care provider's instructions.	Es posible que no se le permita conducir; siga las instrucciones de su proveedor de atención médica.

Stroke	Derrame cerebral
A stroke occurs when one or more blood vessels in the brain can't adequately supply blood.	Un derrame cerebral se produce cuando uno o más vasos sanguíneos en el cerebro no pueden proveer sangre adecuadamente.
Serious damage to the brain may occur. Call 911 right away if you have symptoms of stroke.	Se puede dañar gravemente el cerebro. Llame al número de emergencias de inmediato si tiene síntomas de derrame cerebral.
Causes of stroke include a blood clot, bleeding from an aneurysm, and high blood pressure.	Algunas causas de los derrames cerebrales son los coágulos de sangre, el sangrado originado por un aneurisma y la presión arterial alta.
Symptoms vary according to the severity of the damage and where the damage occurs.	Los síntomas varían según la gravedad del daño y su ubicación.
Symptoms may include:	Entre los síntomas pueden encontrarse:
— headache.	— dolor de cabeza.
— nausea and vomiting.	— náuseas y vómitos.
— weakness.	— debilidad.
— inability to talk.	— incapacidad para hablar.
— seizures.	— crisis convulsivas.
— confusion.	— confusión.
Treatment includes:	El tratamiento incluye:
— antiseizure drugs.	— medicamentos anticonvulsivos.
— drugs to thin your blood.	— medicamentos para diluir la sangre.
— drugs to dissolve clots.	— medicamentos para disolver coágulos.
— surgery to remove plaque or to bypass a blocked vessel.	— cirugía para eliminar placa o para hacer la derivación de un vaso obstruido.

Tuberculosis	Tuberculosis
Tuberculosis is an infection of the lungs caused by airborne bacteria.	La tuberculosis es una infección de los pulmones provocada por bacterias transportadas por el aire.
Abnormal cavities and masses develop in the lungs and make breathing difficult.	Se desarrollan cavidades y masas anormales en los pulmones y dificultan la respiración.
Tuberculosis is easily spread from person to person.	La tuberculosis se transmite fácilmente de persona a persona.
Tuberculosis may have no symptoms or may produce night sweats, weight loss, and bloody sputum.	Habitualmente, la tuberculosis no provoca síntomas, pero puede producir sudoración nocturna, pérdida de peso y moco con sangre.
You'll need to take medication to treat the infection for several months.	Deberá tomar medicamentos durante varios meses para tratar la infección.
Report adverse effects immediately.	Informe sobre cualquier efecto adverso de inmediato.

Tuberculosis on lung tissue
Tuberculosis en tejido pulmonar

Tubercular organisms
Organismos tuberculosos

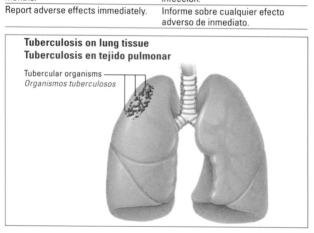

Picture dictionary

I want to see my health care provider.
Quiero ver a mi proveedor de atención médica.

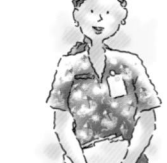

I want to see my nurse.
Quiero ver a mi enfermero(a).

I need pain medicine.
Necesito analgésicos.

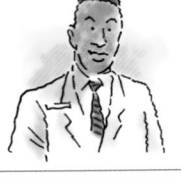

cold
frío(a)

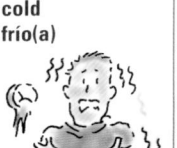

hot
caliente

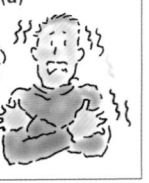

I need my inhaler.
Necesito mi inhalador.

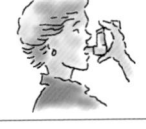

hot water bottle
bolsa de agua caliente

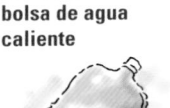

ice pack
bolsa de hielo

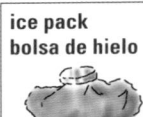

I want to get back in bed.
Quiero volver a la cama.

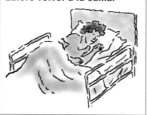

I want to sit in the chair.
Quiero sentarme en la silla.

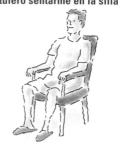

pillow
almohada

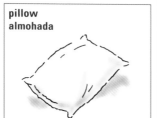

blanket
manta *or* cobertor

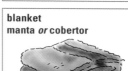

bed higher
subir la cama

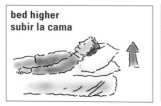

bed lower
bajar la cama

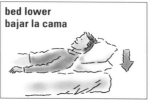

(continued)

Picture dictionary (continued)

I want to go for a walk.
Quiero caminar.

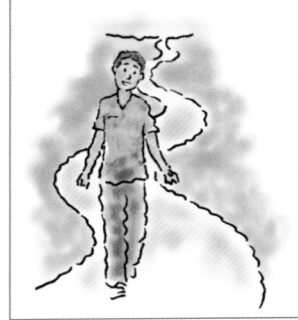

crutches
muletas

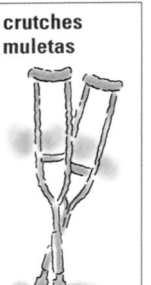

cane
bastón

walker
andador

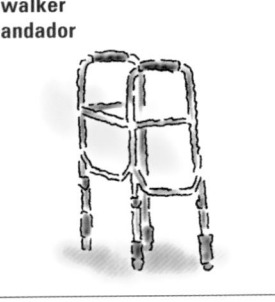

wheelchair
silla de ruedas

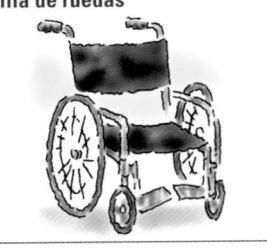

slippers
pantuflas, chanclas

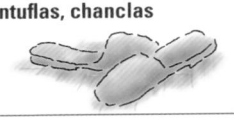

bath
baño

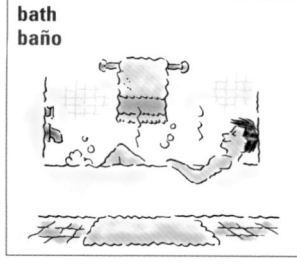

I need to go to the bathroom.
Necesito ir al baño.

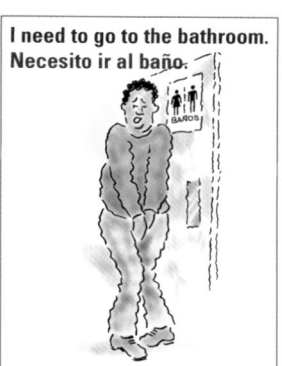

shower
ducha

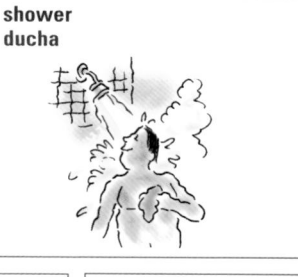

commode
silla con bacinica

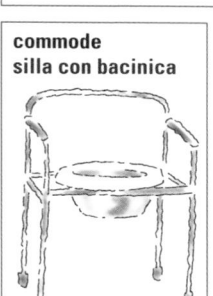

urinal
orinal

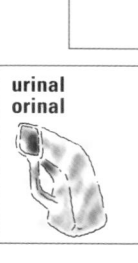

bedpan
chata *or* **cómodo**

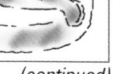

(continued)

Picture dictionary (continued)

I would like to eat.
Quiero comer.

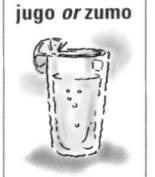

phone
teléfono

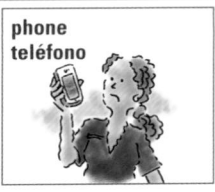

juice
jugo *or* zumo

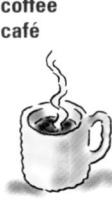

pencil and paper
lápiz y papel

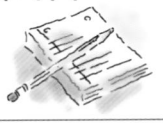

ice chips
hielo picado

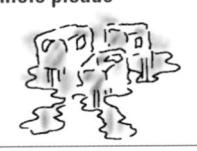

coffee
café

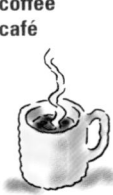

TV off
televisor apagado

TV on
televisor encendido

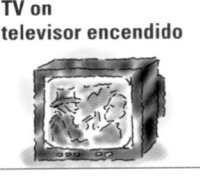

water
agua

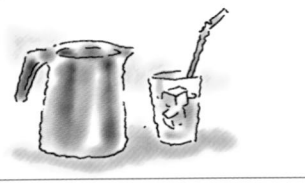

Glossary

English	Spanish	Pronunciation
abortion	el aborto	el aborto
abscess	el absceso	el abseso
addiction	la adicción	la adixeeon
adenoids	las amígdalas	las ameegdalas
adenoma	el adenoma	el adenoma
anemia	la anemia	la anemeea
angina	la angina	la anheena
appendicitis	la apendicitis	la apendeeseetees
acquired immunodeficiency syndrome	el síndrome de inmunodeficiencia adquirida	el seendrome de inmoonodefeeseeenseea adkeereeda
arteriosclerosis	la arterioesclerosis	la artereeoesklerosees
arthritis	la artritis	la artreetees
asthma	el asma	el asma
backache	el dolor de espalda	el dolor de espalda
blindness	la ceguera	la segera
bronchitis	la bronquitis	la bronkeetees
burn (first-, second-, or third-degree)	la quemadura (de primer, segundo o tercer grado)	la kemadoora
bursitis	la bursitis	la boorseetees
cancer	el cáncer	el kanser
chest pain	el dolor de pecho	el dolor de pecho
chickenpox	la varicela	la vareesela
chills	los escalofríos	los eskalofreeos
cholesterol	el colesterol	el kolesterol
chorea	la corea	la korea
cold	el catarro, el resfriado	el katarro, el resfreeado
cold sores	las úlceras de la boca	las oolseras de la boka
constipation	el estreñimiento	el estreneemeeento

(continued)

English	Spanish	Pronunciation
convulsion	la convulsión	la convoolseeon
cough	la tos	la tos
cramps	los calambres	los kalambres
deafness	la sordera	la sordera
diabetes	la diabetes	la deeabetes
diarrhea	la diarrea	la deearrea
diphtheria	la difteria	la deeftereea
discharge	la secreción	la sekreseeon
dizziness	el vértigo, el mareo	el verteego, el mareo
eczema	el eccema	el exema
embolism	la embolia	el emboleea
emphysema	el enfisema	el enfeesema
encephalitis	la encefalitis	la encefaleetees
epilepsy	la epilepsia	la epeelepseea
fainting spell	el desmayo	el desmaeeo
fatigue	la fatiga	la fateega
fever	la fiebre	la feeebre
fistula	la fístula	la feestoola
flu	la influenza or gripe	la eenflooensa or greepe
fluid	el líquido	el leekeedo
food poisoning	la intoxicación alimen-taria	la eentoxeekaseeon aleementareea
fracture	la fractura	la fractoora
frostbite	la congelación	la kongelaseeon
gallbladder attack	el ataque de la vesícula biliar	el atake de la vesee-koola beeleear
gallstone	el cálculo biliar	el kalcoolo beeleear
gangrene	la gangrena	la gangrena
gastric ulcer	la úlcera gástrica	la oolsera gastreeka
glaucoma	el glaucoma	el glaookoma
gonorrhea	la gonorrea	la gonorrea

English	Spanish	Pronunciation
hallucination	la alucinación	la alooseenaseeon
handicap	la discapacidad	la deescapaseedad
harelip	el labio leporino	el labeeo leporeeno
hay fever	la fiebre del heno	la feeebre del eno
headache	el dolor de cabeza	el dolor de kabesa
heart attack	el ataque al corazón	el atake al korason
heartbeat	el latido	el lateedo
— irregular	— irregular	— eerregoolar
— rhythmical	— rítmico	— reetmeeko
— slow	— lento	— lento
— fast (tachycardia)	— la taquicardia	— la takeekardeea
heartburn	las agruras (el ardor)	las agrooras (el ardor)
heart disease	la enfermedad cardíaca	la enfermedad kardeeaka
heart failure	la insuficiencia cardíaca	la eensoofeeseeeensea kardeeaka
heart murmur	el soplo cardíaco	el soplo kardeeako
hemorrhage	la hemorragia	la emorrageea
hemorrhoids	las almorranas, las hemorroides	las almorranas, las emorroeedes
hepatitis	la hepatitis	la epateetees
hernia	la hernia	la erneea
herpes	el herpes	el erpes
high blood pressure	la presión alta or la hipertensión	la preseeon alta or la ipertenseeon
hit (on face)	el golpe (en el rostro)	el golpe en el rostro
hives	la urticaria	la oorteekareea
hoarseness	la ronquera	la ronkera
human immuno-deficiency virus	el virus de la inmuno-deficiencia humana	el veeroos de la een-moonodefeeseeeensea oomana
ill	enfermo(a)	enfermo(a)
illness	la enfermedad	la enfermedad

(continued)

English	Spanish	Pronunciation
immunization	la inmunización	la eenmooneesaseeon
infantile paralysis	la parálisis infantil	la paraleesees eenfanteel
infarction	el infarto	el eenfarto
infection	la infección	la eenfexeeon
inflammation	la inflamación	la eenflamaseeon
injury	el daño, la lesión, la herida	el daneeo, la leseeon, la ereeda
itch	la picazón, la comezón	la peekason, la komeson
jaundice	la piel amarilla, la ictericia	la peeel amareeya, la eektereeseea
kidney stone	el cálculo en el riñón, la piedra en el riñón	el kalkoolo en el reeneeon, la peeedra en el reeneeon
kidneys	los riñones	reeneeones
laceration	la laceración	la laceraseeon
laryngitis	la laringitis	la lareengeetees
lesion	la lesión, el daño	la leseeon, el daneeo
leukemia	la leucemia	la leoosemeea
lice	los piojos	los peeojos
liver	el hígado	el eegado
lump	la masa	la masa
lungs	los pulmones	los poolmones
malaria	la malaria	la malareea
malignancy	el tumor	el toomor
malignant	maligno(a)	maleegno(a)
malnutrition	la malnutrición	la malnootreeseeon
manic-depressive	maníaco-depresivo(a)	maneeaako depreseevo(a)
measles	el sarampión	el sarampeeon
medication	la medicina, el medicamento	la medeeseena, el medeekamento

174

English	Spanish	Pronunciation
meningitis	la meningitis	la meneengeetees
menopause	la menopausia	la menopaooseea
menstruation	la menstruación	la menstrooaseeon
metastasis	la metástasis	la matastasees
migraine	la migraña, la jaqueca	la meegraneea, la hakeka
mite	el ácaro	el akaro
mononucleosis	la mononucleosis infecciosa	la mononookleosees eenfexeeosa
multiple sclerosis	la esclerosis múltiple	la esklerosees moolteeple
mumps	las paperas	las paperas
muscular dystrophy	la distrofia muscular	la deestrofeea mooscoolar
mute	mudo(a)	moodo(a)
myocardial infarction	el infarto de miocardio	el eenfarto de meeokardeeo
myopia	la miopía	la meeopeea
nephritis	la nefritis	la nefreetees
neuralgia	la neuralgia	la neooralgeea
obese	obeso(a)	obeso(a)
obstruction	la obstrucción	la obstrooxeeon
ophthalmia	la oftalmia	la oftalmeea
osteomyelitis	la osteomielitis	la osteomeeeleetees
overdose	la sobredosis	la sobredosees
overweight	el sobrepeso	el sobrepeso

(continued)

English	Spanish	Pronunciation
pain	el dolor	el dolor
– growing pain	– en aumento	– en aoomento
– labor pain	– el dolor de parto	– el dolor de parto
– phantom limb pain	– el dolor de miembro fantasma	– el dolor de meeembro fantasma
– referred pain	– el dolor referido	– el dolor refereedo
– sharp pain	– el dolor punzante	– el dolor poonsante
– shooting pain	– el dolor fulgurante	– el dolor phoolgurante
– burning pain	– el dolor ardoroso	– el dolor ardoroso
– intense pain	– el dolor intenso	– el dolor eentenso
– severe pain	– el dolor grave	– el dolor grave
– intermittent pain	– el dolor intermitente	– el dolor eentermeetente
– throbbing pain	– el dolor pulsátil	– el dolor poolsatil
painful	doloroso	doloroso
palpitation	la palpitación	la palpeetaseeon
palsy	la parálisis	la paraleesees
palsy, Bell's	la parálisis facial	la paraleesees faseeal
palsy, cerebral	la parálisis cerebral	la paraleesees serebral
paralysis	la parálisis	la paraleesees
Parkinson's disease	la enfermedad de Parkinson	la enfermedad de parkeenson
pellagra	la pelagra	la pelagra
pernicious anemia	la anemia perniciosa	la anemeea perneeseeosa
pertussis	la tos ferina	la tos fereena
pill	la píldora, la pastilla, el comprimido	la peeldora, la pasteeya, el compreemeedo
pimple	el grano de la cara, el barro	el grano de la kara, el barro
pneumonia	la neumonía	la neumoneea
poison ivy	la hiedra venenosa	la eeedra benenosa

English	Spanish	Pronunciation
poison oak	el roble venenoso	el roble benenoso
polio	la poliomielitis	la poleeomeeeleetees
polyp	el pólipo	el poleepo
postmenopausal	posmenopáusico(a)	posmenopaooseeko(a)
premenopausal	premenopáusico(a)	premenopaooseeko(a)
premenstrual syndrome	el síndrome premenstrual	el seendrome premenstrooal
psoriasis	la psoriasis	la soreeasees
pus	el pus	el poos
pyorrhea	la piorrea	la peeorrea
rabies	la rabia	la rabeea
rash	la roncha, el sarpullido, la erupción	la roncha, el sarpooyeedo, la eroopseeon
relapse	la recaída	la rekaeeda
renal	renal	renal
rheumatic fever	la fiebre reumática	la feeebre reoomateeka
roseola	la roséola	la roseola
rubella	la rubéola	la roobeola
rupture	la rotura	la rotoora
scab	la costra	la kostra
scabies	la sarna	la sarna
scar	la cicatriz	la seekatrees
scarlet fever	la escarlatina	la eskarlateena
scratch	el rasguño	el rasgooneeo
senile	senil	seneel
shock	el choque	el choke
sinus congestion	la congestión nasal	la kongesteeon nasal
sinuses	la sinusitis	la seenooseetees
slipped disk	el disco desplazado	el deesko desplasado
smallpox	la viruela	la veerooela
snakebite	la mordedura de víbora	la mordedoora de beebora

(continued)

English	Spanish	Pronunciation
sore	la llaga	la yaga
spasm	el espasmo	el espasmo
spider bite	la picadura de araña	la peekadoora de araneea
spotted fever	la fiebre maculosa	la feeebre makooolosa
sprain	la torcedura	la torsedoora
stomach ache	el dolor de estómago	el dolor de estomago
stomach ulcer	la úlcera de estómago	la oolsera de estomago
suicide	el suicidio	el sooeeseedeeo
sunburn	la quemadura de sol	la kemadoora de sol
sunstroke	la insolación	la eensolaseeon
surgery	la cirugía	la seeroogeea
swelling	la hinchazón	la eenchason
syphilis	la sífilis	la seefeelees
tachycardia	la taquicardia	la takeekardeea
tapeworm	la solitaria	la soleetareea
tetanus	el tétanos	el tetanos
thrombosis	la trombosis	la trombosees
thrush	el algodoncillo	el algodonceeyo
tonsillitis	la amigdalitis, la ton-silitis	la ameegdaleetees, la tonseeleetees
toothache	el dolor de dientes	el dolor de deeentes
toxemia	la toxemia	la toxemeea
trauma	el traumatismo	el traoomateesmo
tuberculosis	la tuberculosis	la tooberkoolosees
tumor	el tumor	el toomor
typhoid fever	la fiebre tifoidea	la feeebre teefoeedea
typhus	el tifus, el tifo	el teefoos, el teefo
ulcer	la úlcera	la oolsera
unconsciousness	la pérdida del cono-cimiento	la perdeeda del kono-seemeeento
undulant fever	la fiebre ondulante	la feeebre ondoolante

English	Spanish	Pronunciation
uremia	la uremia	la ooremeea
uterus, prolapsed	el prolapso de la matriz or el útero	el prolapso de la matrees or el ootero
varicose veins	las venas varicosas, las várices	las venas vareekosas, las vareesees
venereal disease	la enfermedad venérea	la enfermedad benerea
— canker sore	— la postemilla	— la postemeeya
— chancre	— el chancro	— el chankro
— chlamydia	— la clamidia	— la klameedeea
— cold sore	— los herpes labiales	— los erpes labeeales
— condyloma	— el condiloma	— el kondeeloma
— cytomegalovirus	— el citomegalovirus	— el seetomegalobeeroos
— genital herpes	— el herpes genital	— el erpes geneetal
— genital wart	— la verruga genital	— la berrooga geneetal
— gonorrhea	— la gonorrea	— la gonorrea
— moniliasis	— la candidosis	— la candeedosees
— syphilis	— la sífilis	— la seefeelees
— trichomonas	— la tricomonas	— la treekomonas
virus	el virus	el beeroos
vomit	el vómito, los vómitos	el vomeeto, los vomeetos
wart	la verruga	la berrooga
weakness	la debilidad	la debeeleedad
wheal	el habón, la roncha	el abon, la roncha
wheeze	la sibilancia, el silbido	la seebeelanseea, el seelbeedo
whiplash	el latigazo	el lateegaso
whooping cough	la tos ferina	la tos fereena
worm(s)	la lombriz (las lombrices)	la lombrees, las lombreeses
wound	la herida	la ereeda
yellow fever	la fiebre amarilla	la feeebre amareeya

Notes